汉竹编著·健康爱家系列

一看就懂
中医入门

武建设 主编

- 阴阳五行
- 脏腑经络
- 中药方剂
- 辨证施治

江苏凤凰科学技术出版社

全国百佳图书出版单位

·南京·

图书在版编目（CIP）数据

一看就懂中医入门 / 武建设主编 . — 南京：江苏凤凰
科学技术出版社，2022.3（2024.1 重印）
（汉竹·健康爱家系列）
ISBN 978-7-5713-2042-3

Ⅰ.①一… Ⅱ.①武… Ⅲ.①中医学 – 基本知识
Ⅳ.① R2

中国版本图书馆 CIP 数据核字（2021）第 140937 号

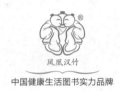

中国健康生活图书实力品牌

一看就懂中医入门

主　　　编	武建设	
编　　　著	汉竹	
责 任 编 辑	刘玉锋　黄翠香	
特 邀 编 辑	张　瑜　仇　双　朱崧岭	
责 任 校 对	仲　敏	
责 任 监 制	刘文洋	

出 版 发 行	江苏凤凰科学技术出版社
出版社地址	南京市湖南路 1 号 A 楼，邮编：210009
出版社网址	http://www.pspress.cn
印　　　刷	南京新世纪联盟印务有限公司

开　　　本	720 mm×1 000 mm　1/16
印　　　张	16
字　　　数	300 000
版　　　次	2022 年 3 月第 1 版
印　　　次	2024 年 1 月第 6 次印刷

标 准 书 号	ISBN 978-7-5713-2042-3
定　　　价	46.00 元

图书如有印装质量问题，可向我社印务部调换。

导读

想学中医却不知从何入手？
普通人也能学会望、闻、问、切吗？
怎样辨别自己的体质？
……

许多零基础的中医爱好者以及初学者都有学习中医知识的意愿，但是中医博大精深，若不得其法，就很难深入其门。所以，拥有一本包含中医理论知识及基础方法的入门书就显得尤为必要。

本书秉着"有用、实用、易用"的宗旨，从基础理论讲到诊断方法，从中药方剂讲到辨证治疗。内容深入浅出，通俗易懂，实用性强，希望广大中医爱好者和中医初学者通过阅读和学习本书内容，能够掌握中医诊断、治病的原理和方法，做自己的家庭医生！

目录

第一章 初识中医：打开中医的大门

第二章 诊断入门：望、闻、问、切辨别疾病

第三章 中药与方剂：治病的良方

第四章　常见病辨证治疗，求医不如求己

初识
中医

五行
学说

藏象
学说

经络
腧穴

阴阳
平衡

病因
病机

第一章

初识中医：
打开中医的大门

几千年来，中医学在不断实践中逐步完善和提高，久盛不衰，硕果累累。本章主要介绍一些中医基本理论，便于大家更好地入门。

第1课　阴阳平衡，百病不生

阴阳学说是中医学的理论基础。想要明白中医学与阴阳学说之间的关系，就必须先认识和了解阴阳学说。

认识身体的阴阳

阴阳学说是中国古代朴素的辩证法思想。古人认为，世间任何事物都具有既对立又统一的"阴"和"阳"两个方面，并且这两者在不断地变化和相互作用，这是一切事物运动变化的根源。

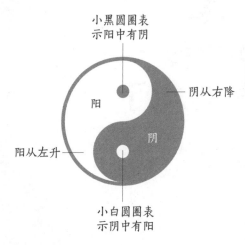

小黑圆圈表示阳中有阴

阴从右降

阳

阴

阳从左升

小白圆圈表示阴中有阳

人体的生理活动、疾病的发生发展等，也超不出阴阳这个根本。因此，想要掌握疾病的发展过程，探求疾病的本质，就必须探求人体阴阳变化的情况。

什么是阴阳

阳代表事物具有动的、活跃的、发散的、刚强的一方面；阴代表事物具有静的、不活跃的、凝聚的、柔和的一方面。相互联系的事物，也可以分为阴阳两面。例如，天为阳、地为阴，日为阳、月为阴，火为阳、水为阴，男为阳、女为阴，昼为阳、夜为阴等。以身体为例，肉体为阴，生命活动为阳；内在的脏腑为阴，外露的皮毛为阳；腹为阴，背为阳等。

阴阳的变化规律

互根互用

阳依附于阴，阴依附于阳，它们相互滋生、相互依存，任何一方都不能离开另一方而单独存在。以人体活动为例，脏器的机能活动（阳）必须依赖于营养物质（阴）的供给；而营养物质又依靠脏器的机能活动化生。因此，营养物质是机能活动的物质基础，机能活动是化生营养物质的动力。这种相互依存、相互化生的关系贯穿于整个生命活动的全过程，一旦"阴阳离决"，生命就将告终。

对立制约

阴阳具有对立制约的关系，即阴阳双方在一个统一体中会相互斗争，相互排斥，相互制约。这种对立制约维持着阴阳之间的动态平衡，从而促进事物的发展和变化。人体的生理、病理等，也体现着阴阳的对立制约关系，所以中医治病会"动极者镇之以静，阴亢者胜之以阳"，务求使阴阳双方相互制约达到协调平衡，即"阴平阳秘，精神乃治"。阴阳之间的对立制约关系一旦失衡，疾病就会发生，出现"阴胜则阳病，阳胜则阴病""阳虚则阴盛""阴虚则阳亢"等情况。

消长平衡

阴阳双方在对立、互根的基础上永恒地运动变化着，不断出现"阴消阳长"与"阳消阴长"的现象，这是一切事物运动发展和变化的过程。在人体中，各种机能活动必然要消耗一定的营养物质，这也是阳长阴消的过程；反之，各种营养物质的化生，又必须要消耗一定的能量，而这就是阴长阳消的过程。正常生理状态下，这种阴阳消长始终处于一种动态平衡。如果这种状态被打破，失去平衡，将造成某一方面的偏盛或偏衰，从而导致疾病发生。临床的不同证候也存在阴阳消长的情况。例如，阴盛则见寒证，如受冷后出现胃寒、腹痛、腹泻等；阳盛则见热证，如高热、口渴、皮肤红等急性热病症状。阴虚，则"阳"相对突出，因为热属阳，故阴虚多见热证（虚热）；阳虚，则"阴"相对突出，因为寒属阴，故阳虚多见寒证（虚寒）。

相互转化

同一体的阴阳属性，在一定条件下，发展到一定阶段，双方可能会向其相反的方面转化，阴可以转为阳，阳可以转为阴，称之为"阴阳转化"。如果说"阴阳消长"是一个量变的过程，那么转化便是一个质变的过程。如某些急性热病，由于邪热极重，大量耗伤机体正气，在持续高热的情况下，会突然出现体温下降、四肢厥冷、脉微欲绝等阴寒危象，这种病症变化即属由阳转阴。

掌握阴阳互根、阴阳消长、阴阳转化的规律，就可以做到执简驭繁，洞察病情的发展规律，从而进行正确的辨证施治。

怎样分辨阴阳失调 ✏

　　每个人都会生病，但疾病究竟是怎么来的呢？中医认为，人生病的真正原因就是阴阳失调。当人体阴阳平衡时，身体就是健康的状态；体内阴阳一旦失调，人就会生病。

阴证与阳证

　　中医理论认为，正邪相争会导致人体内的阴阳平衡状态被打破，从而导致阴阳失调。阴阳失调一般可以分为阴证和阳证两大类。

　　阴证是体内阳气虚衰、阴邪偏盛的证候。一般而言，阴证见寒象，以畏寒、肢冷、精神萎靡、脉沉无力或迟等为主证。由脏腑器官功能低下，机体反应衰减而形成，多见于年老体弱，或久病，呈现一派虚寒的表现。

　　阳证是体内阳气亢盛、正气未衰的证候。一般而言，阳证见热象，以身体发热、恶热、肢暖、烦躁、脉数有力等为主证。由脏腑器官机能亢进而形成，多见于体壮者，新病、初病呈现一派实热的表现。以上就是《黄帝内经·素问·阴阳应象大论篇》中所说的"阴胜则阳病，阳胜则阴病。阳胜则热，阴胜则寒"。

　　阴证与阳证的主要临床表现可参考下表。

证候四诊	阴证	阳证
望	面色苍白或暗淡，身重蜷卧，倦怠无力，萎靡不振，舌质淡而胖嫩，舌苔白而润滑	面色潮红或通红，狂躁不安，口唇燥裂，舌质红绛，舌苔厚，甚则燥裂，或黑而生芒刺
闻	语声低微，静而少言，呼吸怯弱，气短	语声壮厉，烦而多言，甚则狂言，呼吸气粗，喘促痰鸣
问	饮食减少，喜温热，口不渴，口淡无味，大便溏薄，小便清长或少	口干口苦，喜凉，烦渴欲饮，大便燥结，小便短赤
切	疼痛喜按，身寒足冷，脉沉、细、涩、迟、弱、无力	疼痛拒按，身热足暖，脉浮、洪、滑、数、实而有力

Q 阴阳失调的四种主要证型有哪些？

阴阳失调是指人体脏腑、经络等生理功能产生了变化。阴阳失调的原因不同，表现的症状也不同，主要有阳气偏盛、阳气偏衰、阴气偏盛、阴气偏衰四种。

梨有清热的功效，适合阳气偏盛者食用。

阳气偏盛

阳气偏盛会导致阴气相对不足，阴气不能制约阳气，阳气亢盛，人体就会表现出火热炽盛的症状。

症状表现： 怕热，满面通红，大汗，口渴，大便秘结，小便黄赤，舌质红、舌苔黄燥，脉滑数有力等。

病因： 感受外界热邪所致，中医将其概括为"阳盛则热"，这种热是实热。

阴气偏盛

阴气偏盛会导致阳气相对不足，阳气不能制约阴气，阴气过盛，人体就会表现出寒冷过盛的症状。

症状表现： 恶寒，无汗，头痛，腰痛，关节疼痛，身体发紧，口不渴，舌质淡、舌苔薄白，脉浮紧等。

病因： 感受外界寒邪所致，中医将其概括为"阴盛则寒"，这种寒是实寒。

除了梨之外，绿豆、苦瓜、百合等清热食材，常食有助于防治阳气偏盛引起的便秘。

阳气偏衰

阳气偏衰会导致阴气相对过盛，阳气不能制约阴气，人体就会表现出阳虚寒冷的症状。

症状表现： 怕冷，手脚不温，大便偏稀、不成形，小便清长，舌质淡嫩、舌苔白，脉沉细等。

病因： 阳气偏衰是人体阳气本身的虚弱，中医将其概括为"阳虚则寒"，这种寒是虚寒。

阴气偏衰

阴气偏衰会导致阳气相对亢盛，阴气不能制约阳气，人体就会表现出内热火旺的症状。

症状表现： 手心、脚心发热，心烦失眠，潮热、盗汗，咽干，舌质红绛、苔少甚至无苔，脉细数等。

病因： 这就是中医常说的"阴虚阳亢"，阴气偏衰的原因是人体阴气本身虚弱，中医将其概括为"阴虚则热"，这种热是虚热。

诊断时辨别阴阳

中医诊断疾病的过程包括诊察疾病和辨识病证两个方面。《黄帝内经·素问·阴阳应象大论篇》说："善诊者，察色按脉，先别阴阳。"阴阳学说用于疾病的诊断，主要包括分析四诊所收集的资料和概括各种病证的阴阳属性两个方面。

分析四诊资料

将望、闻、问、切四诊所收集的各种资料，包括症状和体征，以阴阳理论辨析其阴阳属性。

1. 色泽分阴阳：观察色泽的明暗，可以辨别病情的阴阳属性。色泽鲜明为阳病；色泽晦暗为阴病。

2. 气息分阴阳：观察呼吸气息的动态，听其发出的声音，可以区别病情的阴阳属性。以声息的动态分阴阳属性，语声高亢洪亮、多言而躁动者，多属实、属热，为阳；语声低微无力、少言而沉静者，多属虚、属寒，为阴。呼吸微弱，多属于阴证；呼吸有力、声高气粗，多属于阳证。

3. 寒热、动静、喜恶分阴阳：了解患者的动静、喜恶等情况，也可以区分病证的阴阳属性。如躁动不安属阳，蜷卧静默属阴；身热恶热属阳，身寒喜暖属阴，等等。

4. 脉象分阴阳：辨脉之部位、动态、至数、形状也可以分辨病证的阴阳属性。如以部位分，寸为阳，尺为阴；以动态分，至者为阳，去者为阴；以至数分，数者为阳，迟者为阴；以形状分，浮大洪滑为阳，沉涩细小为阴。

概括病证

辨别病证性质属阴或属阳，是诊断疾病的重要原则。

八纲辨证中，表证、热证、实证属阳；里证、寒证、虚证属阴。阴阳是八纲辨证的总纲。精、气、血、津液辨证中，精血、津液与气相较，精血、津液主静而属阴，气主动而属阳，故精血、津液不足属阴而气虚属阳。

在脏腑辨证中，脏腑精气阴阳失调可以表现出许多复杂的证候，但概括起来，无外乎阴阳两大类。

总之，阴阳学说广泛应用于四诊和辨证之中，只有辨清阴阳，才能正确分析和判断疾病的性质。

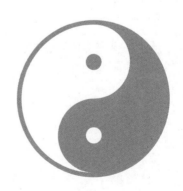

中药也有阴阳之分

阴阳学说用于疾病的治疗，不仅可用于确定治疗原则，也可用来概括药物的性能，作为指导临床用药的根据。根据确定的治疗原则，选用适宜的药物，才能收到良好的治疗效果。

药物的性能，一般来说，主要靠它的气（性）、味和升降浮沉来决定，而药物的气、味和升降浮沉，又皆可以用阴阳来归纳说明。

气

中药的气指药性，主要包括寒、热、温、凉四种药性，又称"四气"。其中寒、凉属阴，温、热属阳。

一般说来，属于寒性或凉性的药物，如黄芩、栀子等，能清热泻火，减轻或消除机体的热象，热证多用之；属于热性或温性的药物，如附子、干姜之类，能散寒温里，减轻或消除机体的寒象，寒证多用之。

味

中药的味又叫五味，包括酸、苦、甘、辛、咸五种滋味。有些药物具有淡味或涩味，故实际上不止五味，但习惯上仍称为"五味"。辛味有发散之性，甘味能滋补与缓急，酸味能收敛，苦味能降能坚，咸味能软坚和泻下。故辛、甘两味属阳，酸、苦、咸三味属阴。

临床用药过程中，一般会依据病证的性质，将药物的气与味综合考虑再开处方。每味药都具有气与味两个方面的特性，配方时主要根据病证的性质来决定是主用其气还是味，还是气、味皆用。

如苦味药一般有降下等作用，若与温性相配，能降气化痰，多用于痰饮等阴性病；若与寒性相合，能清热泻下，多用于实热等阳证。

升降浮沉

升是上升，降是下降，浮为浮散，沉为重镇。具有升阳、解表、祛风、散寒、涌吐、开窍等功效的药物，多上行向外，其性升浮，升浮者为阳；具有泻下、清热、利尿、重镇安神、潜阳息风、消导积滞、降逆、收敛等功效的药物，多下行向内，其性皆沉降，沉降者为阴。

第2课　有趣的五行学说

同阴阳学说一样，五行学说也属于古代哲学的范畴，是人们认识事物和分析事物的一种思想方法。五行学说同阴阳学说共同构成了中医学的理论基础。想要了解五行的定义，首先就要弄清五行的本源是什么。

五行学说将人体与自然联系起来

什么是五行

五行学说是中国古代的一种朴素的唯物主义哲学思想。五行学说认为，宇宙间的一切事物，都是由木、火、土、金、水五种物质元素组成的，自然界各种事物和现象的发展变化，都是这五种物质不断运动和相互作用的结果。中医学把五行学说应用于医学领域，以系统结构观点来观察人体，阐述人体局部与局部、局部与整体之间的有机联系，以及人体与外界环境的统一，对于提示机体内部与外界环境动态平衡的调节机制，阐明健康与疾病、疾病的诊断和防治等有重要作用。五行学说中的木、火、土、金、水，经过发展已经不是这五种具体物质本身，而是天地万物五大类不同运行规律的概括，即凡具有某种运行规律的事物或现象即可归于某一行。

五行的特点和归属

五行	特点	归属
木	升发、条达	树木的枝干都是向上向外周舒展的。凡具有生长、升发、条达等性质或作用的事物和现象，归属于木
火	炎热、向上	火具有炎热、上升、光明的特性。凡具有温热、上升、光明等性质或作用的事物和现象，归属于火
土	长养、化育	土具有载物、生化的特性。凡具有生化、承载、受纳性质或作用的事物和现象，归属于土
金	清肃、敛降	金具有能柔能刚、变革、肃杀的特性。凡具有沉降肃杀、收敛等性质或作用的事物和现象，归属于金
水	滋润、下行	水具有滋润、下行的特性。凡具有滋润、下行、寒凉、闭藏等性质或作用的事物和现象，归属于水

五行学说与人体

历代医家为了说明人体内外的整体性和复杂性，还把人体的脏腑组织、生理活动、病理反应，以及与人类生活密切相关的自然界事物进行了广泛的联系。五行学说把自然界及人体五脏配五行，五脏又联系自己所属的五腑、五体、五官等，从而把自然界及机体的各部分连接在一起，形成了中医学的以五行、五脏为中心的体系，体现出人体是一个整体。而且，这个整体是按照五行生克变化规律相互联系和制约的一个有机整体，如下表所示。

五行——人体

五行	五脏	六腑	五官	形体	情志	五声	变动
木	肝	胆	目	筋	怒	呼	握
火	心	小肠	舌	脉	喜	笑	忧
土	脾	胃	口	肉	思	歌	哕
金	肺	大肠	鼻	皮毛	悲	哭	咳
水	肾	膀胱	耳	骨	恐	呻	栗

五行——自然界

五行	五音	五味	五色	五化	五气	五方	五季
木	角	酸	青	生	风	东	春
火	徵	苦	赤	长	暑	南	夏
土	宫	甘	黄	化	湿	中	长夏
金	商	辛	白	收	燥	西	秋
水	羽	咸	黑	藏	寒	北	冬

了解了阴阳、自然界、五行与人体的关系，就可以预先分析出身体可能发生的疾病，也可以根据季节、邪气、脏腑及口味的变化，随时注意身体改变的预兆，由此可做到未病先防、既病防变，这就是我国阴阳五行传统养生保健的独到之处。

利用五行生克调理脏腑

根据五脏的特性对应到五行中得出：心属火、肝属木、脾属土、肺属金、肾属水。在五行学说中，存在着相生相克的关系，即木生火、火生土、土生金、金生水、水生木，而木克土、土克水、水克火、火克金、金克木，传统中医理论正是根据五行学说来指导临床诊断和治疗的。

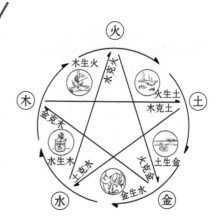

五行相生关系对应到五脏

木生火：肝循环系统好，可以促进心循环系统正常运行。

火生土：心循环系统好，可促进脾循环系统正常运行。

土生金：脾循环系统好，可以促进肺循环系统正常运行。

金生水：肺循环系统好，可促进肾循环系统正常运行。

水生木：肾循环系统好，可促进肝循环系统正常运行。

五行相克关系对应到五脏

水克火：肾循环系统不好，心循环系统会逐渐进入异常状态，如肾性心脏病等。但是，水不克火，火会失控。

火克金：心循环系统不好，肺循环系统就会逐渐进入异常状态，如心肺衰竭等。但是，火不克金，则金属无所用途。

金克木：如果肺循环系统不好，则肝循环系统就会逐渐进入异常状态，如肺阴虚引起的肝阳亢进等。但是金若不克木，木则疯长无序。

木克土：如果肝循环系统不好，则脾循环系统就会逐渐进入异常状态，如肝胃不和等。但是土如果没有草木的制约，又会沙漠化。

土克水：如果脾循环系统不好，则肾循环系统就会逐渐进入异常状态，如脾虚引起的肾病等。但是土如果克不住水，水又会泛滥。

从以上的论述中我们可知，五脏之间的关系是相互资生、相互制约的，脏腑功能正常协调，化生精、气、血、津液充足，脏腑形神得以充养，是身体健康的基本保障。

利用五行指导疾病的诊断 ✐

人体脏腑的有关经络，除了与阴阳有着密不可分的关系外，也与五行相对应，木、火、土、金、水分别对应肝经、心经、脾经、肺经、肾经，各经之间同样也存在五行相生相克的关系。此外，颜色与经络也存在对应的关系，青、红、黄、白、黑五色分别对应肝经、心经、脾经、肺经、肾经。在中医理论中，经络与五味也同样存在着对应关系，其为酸入肝经、甘入脾经、苦入心经、辛入肺经、咸入肾经。五味能选择性地作用于经络，并通过经络传导间接地作用于脏腑。

所以，脏腑出现疾病时，其功能活动及相互关系的异常变化，可以反映到体表相应的组织器官，出现色泽、声音、形态、脉象等方面的异常变化，中医通过望、闻、问、切就可以诊断疾病。

望面色

根据五行对应表，五脏各有主色，肝色青、心色赤、脾色黄、肺色白、肾色黑，内脏精气的华彩体现在面部，可以通过面部色泽的变化来确定病变的相应脏腑。

辨口味

口味的异常变化，也能反映五脏的病理状态。另外，不同的脏腑疾病会出现不同的饮食嗜味，如肝病嗜酸，心病嗜苦，脾病嗜甘，肺病嗜辛，肾病嗜咸。

口味	对应五脏病理变化
酸	肝火太旺（肝火犯胃）
苦	心火偏旺
甘	脾胃湿热
辛	肺气不足
咸	肾精亏虚

利用五行指导疾病的治疗

五行相生用于调理疾病

根据五行相生规律确定"补母"和"泻子"的治疗原则，也就是中医确立的"虚则补其母、实则泻其子"的治疗原则。

补母：用于治疗母子两脏都虚或单纯子脏虚弱的病证。例如，肝虚之证，就要补肾，这是因为肾水能生肝木；肾虚之证，就要补肺，这是因为肺金能生肾水；肺虚之证，就要补脾，这是因为脾土能生肺金；脾虚之证，就要补心，这是因为心火能生脾土；心虚之证，就要补肝，这是因为肝木能生心火。

泻子：用于治疗母子两脏都亢盛或单纯母脏亢盛的病证。日常生活中，如果水库蓄水太多，肯定要泻水，而泻水的前提就是要有泻水的地方。五脏关系中的"母"，就相当于蓄水的水库，"子"就相当于泻水的地方。如肝火炽盛，在泻肝火的同时，还要泻心火，这是因为泻心火有助于抑制肝火偏亢。

滋水涵木法
滋养肾阴以养肝阴。适用于肾阴亏损而肝阴不足，甚者肝阳偏亢证。

益火补土法
温心阳而补脾阳。适用于心阳虚弱而致脾阳不振之证。

五行相生治法

培土生金法
补脾益气而补益肺气。适用于脾胃虚弱，不能滋养肺脏而致肺虚脾弱之证。

金水相生法
滋养肺肾阴虚。适用于肺虚不能输布津液以滋肾，或肾阴不足，精气不能上滋于肺，而致肺肾阴虚者。

五行相克用于调理疾病

　　根据五行相克规律确定治疗原则，克者属强，被克者属弱，因此，在治疗上同时采取"抑强""扶弱"的手段。

　　抑强： 用于相克太过。抑制其强者，则被克者的功能自然易于恢复。如肝气横逆，犯胃克脾，出现肝脾不调、肝胃不和之证，称为木旺克土，治疗宜疏肝、平肝。

　　扶弱： 用于相克不及。如肝虚郁滞，影响脾胃健运，称为木不疏土。治疗宜以和肝为主，兼顾健脾，以加强双方的功能。

培土制水法
指用温运脾阳或温肾健脾药治疗水湿停聚为病的方法，适用于脾虚不运、水湿泛滥而致水肿胀满之证。

抑木扶土法
指以疏肝健脾药治疗肝旺脾虚的方法，如疏肝健脾法、平肝和胃法、调理肝脾法，适用于木旺克土之证。

五行相克治法

佐金平木法
指清肃肺气以抑制肝木的一种治疗方法，又称泻肝清肺法，多用于肝火偏盛，影响肺气清肃之证（木火刑金）。

泻南补北法
即泻心火滋肾水，又称滋阴降火法（因心主火，火属南方；肾主水，水属北方，故称本法为泻南补北法，此为水不制火时的治法）。该法适用于肾阴不足、心火偏旺、水火不济、心肾不交之证。

第3课　藏象学说之五脏六腑

藏象，又叫作"脏象"，藏象学说的内容，是以脏腑为基础。按照脏腑的生理功能特点，可分为脏、腑、奇恒之腑三类。脏，即心、肝、脾、肺、肾；腑，即胆、胃、小肠、大肠、膀胱、三焦；奇恒之腑，即脑、髓、骨、脉、胆、女子胞。藏象把形与象有机地结合起来，较确切地反映了中医学对人体生理活动的认识方法。

五脏

心——生血，主神志

心居于胸腔、横膈膜之上，在五脏中居首要地位，对脏腑功能活动起主宰作用，因此有"君主之官"的称号。

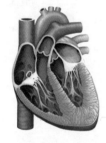

人体心脏示意图

心主血脉

心主血脉，包含主血和主脉两个方面。

心主血，一方面是指心气推动全身血液运行，为各个组织输送营养物质。心主血，另一方面的含义是指心生血。

心主脉，这里的脉就是经脉。脉为血之府，是血液运行的通道。心脏和脉相互连接，形成一个密闭、独立的血液循环系统。心气充沛，心脏有规律地搏动，脉管有规律地收缩，才能推动血液在全身脉管中循环，维持人体正常的生命活动。

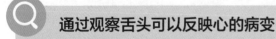

通过观察舌头可以反映心的病变

心开窍于舌，指舌为心之外候，也叫作"舌为心之苗"。《黄帝内经·素问·阴阳应象大论篇》中也提道："心主舌"，这都说明心与舌有着密切联系，舌的形态和功能的变化都可以反映心的状态。当心的功能正常时，则舌体柔软，舌质红润，运动灵活。如果心有病变，可以从舌上反映出来，如舌质淡白胖嫩，可能是心阳不足；舌上出现瘀点、瘀斑，可能是心血瘀阻；舌红，可能是心火上炎。

心主神志

心主神志，也叫心主神明，或称心藏神，是指心有主宰协调五脏六腑、形体官窍生理活动和主宰人的精神、意识、思维、情志等心理活动的功能。

心主血脉与心主神志的关系十分密切，血液是神志活动的物质基础，因此"心主血脉"为"心主神志"提供了物质基础；反过来，"心主神志"的功能正常，对"心主血脉"功能的发挥起着促进作用。例如，心的气血充足，则能养神，使心神灵敏不惑；反过来，心神清明，则能驭气调控血液运行，以滋润营养全身脏腑、形体官窍以及心脉自身。

心在液为汗

《黄帝内经·素问·宣明五气篇》中提道"五脏化液：心主汗，肺主涕……"因此，后世有"汗为心之液"的说法。血与津液同源，而汗又是津液所化生的，也有"汗血同源"的说法，因此古代医学家有"心之所藏，在内者为血，发于外者为汗。汗者，心之液也"的说法。汗液由心所主的生理特点从病理上也可以证实：如果心阳不足，轻者可以出现自汗，重者就会大汗淋漓；心阴不足，可以出现盗汗。反之，出汗太多就会有心慌的现象，也说明出汗过多可以使心气耗散、心阳损伤。

心脏不适的表现有哪些？

1. 易生口疮。
中医认为，心开窍于舌，舌和心脏的关系密切，所以溃疡长在舌头上，通常认为是心火上炎。

2. 失眠多梦。
失眠实证为火盛扰心，口干舌燥多因心火亢盛或肝郁化火所致。

3. 额头易长痘。
长期熬夜，压力较大，心火旺盛成为火毒时，额头会出现很多痘痘。

4. 心烦、狂躁。
心神不安会导致心悸、失眠、烦躁、神志恍惚，甚至精神失常，出现哭笑无常、言语不休、狂躁妄动等症状。

肝——藏血，主疏泄 /

对于肝的职责，《黄帝内经》里面有这样一句话："肝者，将军之官。"古代的将军担负的责任是非常巨大的，他们需要凭借勇气和谋略，带领士兵捍卫疆土，使外敌难以侵犯。在五脏之中，肝就是这样的一个角色。

肝藏血，使人能正常活动

肝藏血，主要包括贮藏血液、调节血量和防止出血三个方面。

贮藏血液。肝如同"血库"一般，能够贮藏一定的血液，以供人体活动所需，发挥其濡养脏腑组织等作用。无论是身体哪个部位有需求，肝都会将所藏之血输送过去。

调节血量。在正常生理情况下，人体各部分的血液量是相对恒定的。但是，人体各部分的血液，常随着不同的生理情况而改变其血量。当机体活动剧烈或情绪激动时，人体各部分的血液需要量也就相应地增加，于是肝脏所贮藏的血液向机体的外周输布，以供机体活动的需要。当人们在安静休息及情绪稳定时，由于全身各部分的活动量减少，机体外周的血液需要量也相应减少，部分血液便归藏于肝，所谓"人动则血运于诸经，人静则血归于肝脏"。因肝脏具有贮藏血液和调节血量的作用，故肝有"血海"之称。

收摄血液，防止出血。肝藏血能使血液收摄于经脉之中，不致溢出脉外而出血。

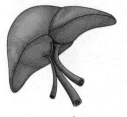

人体肝脏示意图

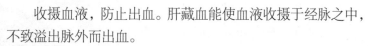

眼睛的好坏和肝有关

肝开窍于目，眼睛之所以能看东西，全赖于肝血的濡养和肝气的疏泄。如果肝血不足，眼睛就会干涩、酸胀，甚至会引起视力减退，出现此种情况时需要补肝血来预防眼疾。补肝血有一个非常简单有效的方法就是经常让眼睛休息。

中医认为，用眼的过程就是耗损肝血、使肝受累的过程，闭目养神有助于肝血潜藏。肝血藏得好，眼睛就养得好，所以经常用眼的人可工作一段时间，就闭上眼睛休息一会儿。

肝主疏泄，使气不郁结

气是维持生命不可缺少的基本物质，气在身体里面不停地升降出入，以维持生命活动的稳定。气不乱行、不郁结，全靠肝的指挥，这是因为肝具有疏泄的功能。疏就是疏通，泄就是发泄、升发，也就是说，肝具有维持全身气机疏通畅达、通而不滞、散而不郁的作用。若是出现了胸闷、头痛、乳房胀痛、两胁疼痛等症状，则表明肝的指挥能力下降了，需要疏肝理气。

肝影响脾胃功能

气血就是粮食，而粮食会慢慢被消耗掉。为了维持后方稳定，肝会通过协助有"仓廪之官"之称的脾胃来进行粮食的储备与调度。若是肝乱了阵脚，脾胃就不能充分完成本职工作，会出现腹胀、消化不良等问题。因此，肝的疏泄能力是保持脾胃消化功能正常的重要条件。

肝病患者，往往伴随着消化功能不好，很容易出现腹胀、腹痛、便秘或便溏等消化问题，这就是肝失疏泄损及脾脏的原因。所以肝病患者在保养肝脏的同时还要注意养护脾胃，日常尽量清淡饮食，少食辛辣刺激性食物，为脾胃减压。

肝有助于人体排毒

肝脏能排毒，使身体免受毒素所害。若是肝脏虚弱，则排毒功能下降，人会出现食欲下降、恶心、乏力、不思饮食、眼睛干涩、容易动怒等症状。

肝脏不适的表现有哪些？

1. 女性月经不调。
肝主疏泄，疏泄功能正常，则气机舒畅，气血平和；如果肝气郁结，则血流不畅，势必影响到女性每个月的月经，从而出现月经不调，甚至是闭经。

2. 视疲劳，视物模糊。
肝开窍于目，当眼睛出现问题的时候，多数是肝出现问题了。眼干、刺痛、迎风流泪等症状大多与肝疾有关。

3. 情绪容易抑郁、暴躁。
肝脏是人体调控情绪的器官，所以当肝脏出现问题，失于疏泄的时候，就会阻塞气机的运行，人就容易抑郁、暴躁。

4. 手指甲边缘不平滑。
指甲反映肝脏中的气血状况。一旦肝脏长期藏血不足，指甲就会变形。健康的指甲通常中间隆起，边缘光滑并向下弯曲。如果指甲的边缘倾斜而不平滑，通常与肝脏藏血不足有关。

5. 手掌颜色发生变化，出现"肝掌"。
患了慢性肝炎特别是肝硬化后，在拇指和小指根部的大小鱼际处皮肤出现了片状充血，或是红色斑点、斑块，用力按压后会变成苍白色。这种手掌称为"肝掌"。

脾——统血，主运化

脾被称为"谏议之官"，负责给身体提供气血物质。如果身体在工作中出现了问题，脾就会履行"谏议"之职，向有"君主之官"之称的心脏汇报身体发生的变化，提醒主人应警惕身体的变化，类似现代医学所说的"免疫监视"的作用。

脾统血，使血液在经脉中不溢出

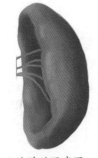

人体脾脏示意图

统是统摄的意思，脾统血而不外溢，使血液在经脉之中流行，防止溢出脉外。这也离不开脾气的作用，脾气统摄血液实际上是气固摄作用的体现。脾气虚衰者，可见食少腹胀、少气懒言、四肢乏力、面色白、形体消瘦或者水肿等症状，还可能出现内脏下垂及各种失血或者失精症状。治疗时要以补脾气、补血为主。

中医认为，"有形之血不能速生，无形之气所当急固"，所以，以前有大出血病人时，在没有输血的条件下，就用上等的人参加水煎成浓汁喂入病人口中，补无形之气，摄有形之血，这便是中医中很有名的"独参汤"。即便在如今，中医治疗各种出血病症时，凡是虚证者还是会采取这种健脾补气之法来抑制出血。

🔍 通过观察口唇可以诊断脾病

口，就是口腔，在消化道的最上端。脾开窍于口，是指人的饮食、口味等与脾的运化功能密切相关。脾气健运的时候常常表现为食欲旺盛，口味也正常。如果脾失健运，食欲和口味往往就会发生改变，出现食欲不振、口淡乏味等症状。如果湿热困脾，就经常会有口黏、口甜的感觉。

唇的色泽与脾的运化也有密切关系。如果脾气健运，气血旺盛，口唇就会红润而有光泽。如果脾虚不运，气血不足，口唇则淡白不华，甚至萎黄不泽。同样，脾热，唇多生疮；脾燥，唇多干裂。口味和口唇的不同表现，对于脾病的诊断也是有一定帮助的。

脾主运化，脾气强健是关键

运，转输、运送之意；化，消化、变化之意。脾具有两个功能，一是把水谷化为精微，并将精微物质转输至全身；二是运化水液，即脾对水液有吸收、转输和布散的作用。脾的运化功能，全赖于脾气，只有在脾气强健的情况下，水谷精微才得以正常地消化吸收，为化生精、气、血、津液提供足够的养料，从而使人体各部位得到充分的营养，以维持正常的生理功能。只有脾气强健，运化水液的功能正常发挥，才能防止水液在体内不正常的停滞，防止湿、痰等病理产物的产生。

脾主升清，为身体传输营养物质

升，有上升、向上输送的意思；清，指水谷精微等营养物质。脾将水谷精微等营养物质进行吸收后上输于心、肺，通过心、肺的作用化生气血，经脉络输送到全身，以营养各脏腑组织，维持其生理活动，因此才有了"脾主升清"的说法。脾之升清是和胃之降浊相对而言的，脾升胃降相互配合统一，才能完成食物的消化、吸收和输布。脾的升清功能正常，水谷精微等营养物质才能化生为气血以营养全身。

脾脏不适的表现有哪些？

1.
舌苔白滑，有齿痕。
中医认为，由于脾虚而不能运化水湿，湿停滞于舌，导致舌体肥大，受到牙齿挤压，舌体边缘形成齿痕。如果舌苔白，感觉滑腻，还有齿痕，那就有可能是脾虚。

2.
身体水肿。
饮食不节、心情抑郁、思虑过甚、劳逸失调等原因都会引起脾虚。脾脏受到损害，运化水湿功能失常，就会导致水液在体内滞留，形成体表水肿。

3.
白带过多。
脾主运化水湿，如果体内湿气过多，超出了脾的运化能力范围，女性可能会出现白带增多，甚则如水的症状。

4.
唇色苍白，周围长痘痘。
因为脾开窍于口，所以口唇也被认为是脾之外现，口唇的色泽代表了气血的盛衰。当脾失健运时，气血虚少，唇色就会苍白，甚至萎黄不泽，而口唇周围的痘痘也会趁机冒出来。

肺——主气，主肃降

人体的呼吸系统由呼吸道（包括鼻腔、咽喉、气管、支气管）和肺组成，其中最主要的呼吸器官是肺。呼吸的好坏、身体毒素的排除都由肺"说了算"，肺气充足，人就呼吸顺畅，体内的毒素少，气色也好。

肺主气，司呼吸

人的呼吸功能是由肺掌管的。在肺的作用下，人可以从自然界中吸进新鲜空气，呼出二氧化碳，保证氧气的供应，使生命活动得以维持。肺功能正常，身体内气体实现交换，内环境得以改善；肺为娇脏，若是肺功能异常，人就会出现呼吸不畅、咳嗽气喘等症状，所以平时就需要重视滋润养肺，增强肺主呼吸的功能。

肺主肃降

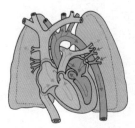

人体肺脏示意图

肺是呼吸循环的重要场所，既可以把人的气机肃降到全身，也可以把人体内的体液肃降和宣发到全身各处。中医称"肺主行水""肺为水之上源"，意思就是在肺气的肃降作用下，将体内的水液不断地向下输送，经过肾与膀胱的气化作用，生成尿液排出体外，以维持体内水液代谢的平衡与正常。肺气的肃降，还可以促进大肠的传导和排泄，推动食物代谢之后所产生的糟粕下行排泄。

🔍 通过观察鼻子可以诊断肺病

肺开窍于鼻。鼻为肺之窍，是呼吸的通道，肺气出入的门户。鼻的通气和嗅觉的功能，主要依赖于肺气的作用。肺气和畅，呼吸通利，嗅觉才能正常，所以《黄帝内经·灵枢·脉度》曰"故肺气通于鼻，肺和，则鼻能知香臭矣"。

在病理上，肺部的疾病，多由口鼻吸入外邪所引起。肺气正常，则鼻窍通利，嗅觉灵敏；若肺有病，则可出现鼻塞、流涕、嗅觉异常，甚则鼻翼扇动、呼吸困难等症。故临床上，可把鼻的异常表现，作为推断肺病变的依据之一。在治疗上，鼻塞流涕、嗅觉失常等疾病，又多用辛散宣肺之法。

肺朝百脉

"朝"有"朝会"的意思；古装电视剧里大臣上朝的场面可以生动地解释这个"朝"字。肺朝百脉指的是全身的血液都会流经肺，通过肺的呼吸作用将体内的浊气排出体外，然后将自然界的清气通过血液循环输送到全身。

肺主治节

《黄帝内经·素问》中说："肺者，相傅之官，治节出焉。"傅，为辅助的意思；相，即宰相，就是把肺比作朝廷中的宰相，辅佐君主，可以起到治理调节的作用，帮助身体处于和谐、健康的状态。肺主治节的生理功能主要体现在调理呼吸运动、全身气机、血液循环以及津液代谢四个方面。

肺主皮毛

皮毛，包括皮肤、汗腺、毫毛等组织，是一身之表，有着抵抗外界邪气入侵、调节体温的作用，但是皮毛作用的充分发挥还有赖于肺脏。肺脏的生理功能正常，肺气充沛，皮毛得到的精华就会充足，也就因温养而水嫩润泽，皮肤紧致，抵抗外邪侵袭的能力亦较强。若肺气不足，出现虚弱的情况，则宣发卫气和输精于皮毛的功能也会减弱，皮肤就会干燥粗糙，失去水润光泽，出现小细纹。

肺脏衰虚的表现有哪些？

1. 容易疲劳。
中医认为，"劳则耗气"，肺气不足者，体内的气就更虚，疲劳感就会加重。

2. 容易水肿。
肺气能调度身体里面的津液，若是肺气不宣，导致水液不能正常输布和排泄，水湿停聚不化，就会发生水肿。

3. 五心烦热。
五心烦热是指两手心、足心发热及自觉胸闷烦热。常由肺阴虚引起，而且脸颊常伴有红血丝。

4. 容易出汗。
身体容易出汗，尤其是鼻子，更容易经常出汗。鼻为肺之窍，所以肺的问题容易在鼻子上体现出来。

5. 声音低怯。
中医认为，肺主气，肺为声音之门，肺气可鼓动声带而发声。肺气虚，鼓动声带的力气不足，声音就比较小。

6. 容易便秘。
肺与大肠互为表里，关系密切。如果肺失肃降，就会让大肠通降失常、传导阻滞，从而形成便秘。

肾——藏精，主纳气

　　肾是一个人的本源，生命的基础。对此，《黄帝内经·素问·金匮真言论篇》说："夫精者，生之本也。"肾精不仅能决定先天身体状况，也能决定后天身体强弱和寿命长短。不仅是肾精、肾气，肾中阴阳也是维持生命的根本所在。因此，肾又被称为"作强之官"。

肾藏精

　　中医认为"肾藏精"。肾中所藏的精，一部分是生殖之精，一部分是对身体具有滋养作用的精华物质，如气、血、津液等。生命由先天之精所孕，靠后天之精源源不断地进行补充。先天之精来源于父母，后天之精由脾胃所化生。若父母先天肾虚，会影响到生殖系统健康以及繁衍后代的基本功能，所以肾的影响很大。

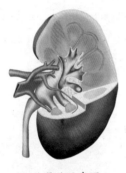

人体肾脏示意图

　　人体的生长发育，离不开肾气的催化、推动作用。对此，《黄帝内经·素问·上古天真论篇》里面也有相关论述，如"女子七岁，肾气实，齿更发长；二七而天癸至，任脉通……"这段话所表述的意思为，在肾气的作用下，女子七岁的时候开始换牙，头发也逐渐开始长长；随着肾气的逐渐充盈，有了月经，具备了孕育功能，筋骨也强壮起来。若肾气虚，小孩子会出现发育迟缓、手足发软、站立行走较迟等典型症状。

🔍 经常腰疼是肾虚吗

　　如果腰疼伴有畏寒肢冷，身体潮热，手心、足心发热，神疲乏力，头晕失眠等症状，多半和肾虚有关。如果女性腰疼常与经、带等关联，如来月经前或者来月经时腰疼，或者痛经的时候腰疼，这一般都是妇科类疾病所致。

　　除此之外，建议去医院进行系统的检查，找出原因，对症治疗。平时多注意休息，避免过于疲劳，生活要劳逸结合，注意保暖，不要着凉，避免吃辛辣刺激性的食物，多吃清淡、易消化的食物。

肾主纳气

俗话说"人活一口气"，这个气指的就是呼吸。呼吸对人体十分重要。在中医看来，呼吸是生命活动的一种体现。人的呼吸虽然是由肺所主，但呼吸的过程离不开肾的参与。肺主的是呼气，肾主的是纳气，肺所接收的清气最后都要下达到肾，使呼吸运动保持平稳和深沉。

肾主水

肾主水是指肾具有主持和调节人体水液代谢的功能。在正常情况下，人体将含有营养成分的"清者"敷布周身，将含有代谢废物的"浊者"化为汗与尿液排出体外。肾主水作用的发挥，主要靠肾阳的蒸化作用。肾阳蒸化水液，使水能气化，又能使气聚而为水，以利于水液在体内的布散和排泄。

肾虚的表现有哪些？

1.
大量脱发。
毛发的生长全赖于精和血，肾藏精，故有"其华在发"的说法。脱发的原因很多，虚实夹杂，但大多数逃不脱肝肾阴虚。

2.
眼圈发黑，没有精神。
人的肾功能不好时，水液的代谢就会出现问题，很多代谢物质难以排泄出去，人体会出现精神不振、疲劳、乏力等症状，长期休息不好眼圈就会发黑。

3.
尿频。
如果夜里老想上厕所且三次以上，可是每次尿量又特别少，即为尿频。考虑是肾气不足引起的，需要从补肾气来着手进行调理。

4.
手脚冰凉，易腹泻。
肾阳不足时，手脚作为肢体的末端，阳气得到的愈发少，就会出现寒凉症状。肾阳不足的人，还容易拉肚子，尤其是在天将明时，中医将此现象称为"五更泻"。

六腑

胃——主受纳，主腐熟水谷

胃位于上腹部，像一个有弹性的口袋，上端连着食管，下端接十二指肠，连接食管的入口处称为贲门，接入十二指肠的出口处叫幽门，食物通过食管进入胃里。

胃主受纳

胃主受纳，通俗地说，就是接受和容纳食物，人吃入的食物，先经口腔，由牙齿的咀嚼和舌的搅拌、咽喉的吞咽，从食道进入胃中。胃的功能还表现为当人吃入足够的食物时，胃会被充满，人会有饱的感觉。如果吃的食物过多，则会有胀的感觉。

胃主腐熟水谷

腐熟，实际上就是胃对饮食物进行初步消化，形成"食糜"的过程。胃接受水谷后，依靠胃的腐熟作用，进行初步消化，将水谷变成食糜，成为更易于转运吸收的状态。食糜传入小肠后，在脾的运化作用下，精微物质被吸收，化生气血，营养全身。胃在完成腐熟功能后，胃会变空，人就会有饥饿的感觉。

胃部不适的表现有哪些？

1. 口中有异味。
如果口中出现异味，多考虑胃部疾病。肝胆虚热侵犯脾脏也会导致口中有异味，如果伴随舌苔薄黄、食后腹胀、恶心，甚至出现胸闷、胁痛等症状，则考虑肝脾同病。

2. 怎么吃都不胖。
有一种人容易饿、食量大，但就是胖不起来，这种情况被中医称作"消谷善饥"，是胃火过于旺盛所致。

3. 腹部胀痛。
上腹胀满，饭后加重，胃脘隐痛，并常伴有食欲减退、打嗝、恶心等症状，多是由慢性胃炎引起。

4. 食欲不振。
患慢性胃病的人，一般多有食欲不振，同时还常伴随恶心、呕吐、体重减轻、容易乏力、贫血等症状。

胆——储藏和排泄胆汁，主决断

胆在人的右上腹，肝脏的下缘，附着在肝脏的胆囊窝里，借助胆囊管与胆总管相通。胆居六腑之首，主要功能就是贮存和排泄胆汁。

胆贮藏和排泄胆汁

肝生成胆汁是不间断的，而胆汁排泄到小肠是间断性的，胆内贮存胆汁，以调节胆汁生成和排泄。由于胆汁对消化食物有特殊作用，所以若胆汁排泄不畅，则会影响到消化功能，产生食欲不振、厌食油腻、腹胀、腹泻或大便秘结等症状。

胆主决断，抵抗外邪

胆有维持精神及脏腑气血活动相对稳定的作用。自然环境、社会因素等外界发生变化，特别是强烈的精神刺激，会影响脏腑气血的正常活动。胆主决断是指对于不良刺激，起着防御、消除和协调作用。胆气充实，则行事果断，脏腑气血功能发挥正常。胆气强壮之人，虽受突然刺激而有所影响，但其影响程度较轻，恢复较快；胆气虚弱之人，往往因之形成疾病。

有助于胆排毒的小习惯

1．子时进入熟睡状态。
子时（23:00~1:00）是胆经代谢旺盛的时段，此时段阳气刚刚生发，熟睡有助于养胆、养阳气。子时也是胆进行更换胆汁的时段，如果不能睡，则会影响更替不利，可能形成胆结石。

2．热水泡脚。
身体虚弱、阳气不足的人，应该经常泡脚，不只是冬天。泡脚能促进气血运行，把体内的阳气激发出来。在泡脚时可以加一些艾草或生姜等，有助于祛寒除湿、活血通络。

3．拍打背部。
背部是督脉和太阳经的循行部位，对全身经脉阳气有统率、督促的作用。经常拍打后背，有利于督脉和太阳经的通畅运行，能激发体内的阳气。

4．晒太阳。
中医认为"寒从脚下起"，患有"老寒腿"的老年人往往是阳虚体质，一到秋冬季节就开始难受。白天天气晴好时，不妨出去走走，晒晒太阳，有利于驱走体内寒气。

小肠——主受盛、化物，泌别清浊

小肠在体内位于腹中，上接幽门与胃相通，下接阑门与大肠相通，是一个较长的管状器官。小肠又细又长，是最长的消化器官，主要用于消化吸收营养物质。

小肠的生理功能

主受盛、主化物：受盛，即接受，以器盛物之意。化物，即变化、消化、化生。小肠受盛了由胃腑下移而来的经初步消化的食物，起到了容器的作用，即受盛作用。经胃初步消化的食物，在小肠内必须停留一定的时间，由小肠对其进一步消化和吸收，将水谷化为可以被机体利用的营养物质，精微由此而出，糟粕由此下输于大肠，即化物作用。

主泌别清浊：泌，即分泌；别，即分别；清，即精微物质；浊，即代谢产物。泌别清浊指小肠对承受胃初步消化的饮食物，在进一步消化的同时，并随之进行分别水谷精微和代谢产物的过程。

勤喝水
喝温开水有助于滋养小肠，也可以在水里加点"料"，如绿茶、蜂蜜、柠檬片、白醋等。

顺时针按揉腹部
常揉腹部能促进胃肠蠕动、强健脾胃，对缓解便秘很有好处。按揉时两掌重叠，将手心扣在肚脐上，稍微用力，沿顺时针方向按揉。

有助小肠排毒小习惯

睡前不要吃太多东西
晚上睡觉前尽量不要吃太多东西，以免给肠道造成额外的负担。如果晚间特别饿，可喝杯温热的牛奶。

午后用力后蹬腿
午后 13:00~15:00，小肠经"值班"，可以在午餐后半小时用力地后蹬腿，这样可以刺激小肠经，促进小肠蠕动。

大肠——传导糟粕，吸收津液

大肠是人体消化系统的重要组成部分，位于消化道的下段。大肠倒挂在腹腔内，像一根特大的 U 形马蹄铁，成人大肠全长约 1.5 米，起自回肠，包括盲肠、阑尾、结肠、直肠和肛管五部分。

大肠的生理功能

传导糟粕、排泄大便： 大肠接受小肠下移的饮食残渣，使之形成粪便，经肛门排出体外，属整个消化过程的最后阶段。若大肠传导失常，就会导致大便的质和量出现变化，并且排便次数也会发生改变。

吸收津液： 大肠接受由小肠下注的食物残渣和剩余水分之后，还会将部分水液重新再吸收，参与调节体内水液代谢。若大肠虚寒，无力吸收水分，则水谷杂下，出现腹痛、泄泻等；若大肠实热，消泺水分，又会出现大便秘结之症。

早起后空腹喝温水

早起先喝杯温水，有助于补充水分，刺激肠蠕动，湿润肠道，软化大便，促进排便。对于肠胃不适的人来说，早起喝一杯温水，会对肠道少些刺激，多些保护。

调整自我情绪

很多便秘的人总是很着急，殊不知，焦虑的心情容易导致上火，反而会加重便秘的症状，形成恶性循环，所以便秘者要注意调节自己的情绪。

有助大肠排毒小习惯

排便时注意力要集中

许多人习惯将手机带进卫生间玩。可是，经常性的注意力不集中，容易导致排便时肌肉精细控制能力下降，再怎么用力，肌肉也紧张不起来，无法顺利排便，所以排便时注意力要集中。

多吃富含膳食纤维的食物

粪便之所以会长时间留在人体内，是因为肠道的蠕动不够，所以，平时要多吃富含膳食纤维的食物，比如蔬菜、水果等，有助于增加肠道蠕动。

膀胱——贮存尿液，排泄小便

膀胱是暂时贮存尿液的肌性囊状器官，上连输尿管，下接尿道，位于小骨盆腔内，前为耻骨联合，后方男性为精囊腺、输精管和直肠，女性为子宫和阴道。膀胱的形状、大小和壁的厚薄随所贮存的尿量而变。

膀胱能贮藏尿液

人体摄入的津液会通过肺、脾、肾等脏器的作用，布散全身，发挥其滋养濡润机体的作用。其代谢后的浊液会下归于肾，经肾气的蒸化作用升清降浊，清液回流体内，重新参与水液代谢，浊液下输于膀胱，变成尿液，由膀胱储藏。

膀胱可排泄小便

膀胱中尿液的按时排泄，由肾气及膀胱之气的激发和固摄作用共同调节。肾气与膀胱之气的作用协调，则膀胱开合有度，尿液可以及时地排出体外。

膀胱排毒小妙招

1. 按摩小腹。
小便不顺畅或者尿频、尿急、尿痛的人可以尝试按摩小腹，有很好的效果。具体方法是：两手重叠，用手心顺时针按摩小腹 20 次，再逆时针按摩 20 次，最后用掌根从小腹中央向下推按至耻骨联合上缘。每天 3 分钟左右即可。

2. 运动至出汗。
研究表明，运动出汗能加快人体的体液循环和代谢过程，将体内堆积毒素排出，所以让人觉得舒服。不过，运动出汗要适度，尤其是中老年人、慢性病患者和体质比较弱的人。

3. 适度喝水、少抽烟。
适度喝水可以帮助清除体内的毒素，降低膀胱炎发生率。香烟中的尼古丁和其他致癌物质对膀胱不利，建议戒烟。

三焦——通行元气，疏通水道，运行水谷

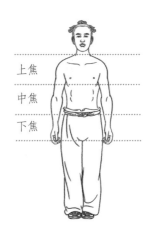

上焦
中焦
下焦

三焦是人体六腑之一。三焦不是一个独立的器官，而是指人体部位的划分，即横膈以上为上焦，包括心、肺等；横膈以下到脐为中焦，包括脾、胃、肝、胆等；脐以下为下焦，包括肾、大肠、小肠、膀胱等。三焦的生理功能包括通行元气、疏通水道和运化水谷。

通行元气

元气，是人体最根本的气，根源于肾，由先天之精所化生，并依赖于后天之精的濡养，可以说是人体生命活动的原动力。三焦是人体元气升降出入的通道，人体元气通过三焦到达脏腑、经络、组织器官，充沛全身，以激发、推动各个脏腑组织的功能活动。所以说，三焦是元气运行的通道。

疏通水道

三焦是人体管理水液的器官，有疏通水道、运行水液的作用，是水液升降出入的通道。三焦的水道不利，必然影响肺、脾、肾等脏腑对水液的输布与排泄功能，所以，又把水液代谢的协调平衡作用称作"三焦气化"。可以说，三焦疏通水道的功能，是对脾、肺、肾等脏腑参与水液代谢作用的综合概括。

运行水谷

三焦具有运行水谷、协助精微输布和传导糟粕并帮助其排泄的功能。三焦中的上焦有把水谷精微输布到全身的作用；中焦有消化吸收和转输的作用；下焦有传导糟粕，帮助尿液和粪便排泄的作用。三焦运行水谷的功能是对脾胃、肝肾、心肺、大小肠等脏腑完成饮食物之消化、精微物质之排泄功能的综合概括。

五脏六腑相互联系

脏与脏之间有相主的关系，即相互制约，以维持平衡。脏与腑之间有相合的关系，即以脏为体，以腑为用，配合起来完成两者的综合功能。

脏与脏之间的关系

"五脏之气，皆相贯通"。心、肺、脾、肝、肾五脏各具有不同的生理功能和特有的病理变化，但脏与脏之间不是孤立的，而是彼此密切联系着的，因而形成了脏与脏之间相互资生、相互制约的关系。

脏器	脏与脏之间的关系
心与肺	心主血，肺主气。心与肺的关系实际上是气和血相互依存、相互为用的关系
心与脾	心主血脉；脾主运化，脾统血。心与脾的关系主要表现在血液的生成和运行方面
心与肝	心行血，肝藏血；心藏神，肝主疏泄。心与肝的关系主要表现在对血液运行和精神情志的协同作用上
心与肾	心火必须下降于肾，肾水必须上济于心，心肾相交，即水火既济
肺与脾	肺主气，通调水道；脾主运化。肺与脾的关系主要表现于气的生成和津液的输布代谢两个方面
肺与肝	肺与肝的关系，主要表现于气机的升降方面。肺主降而肝主升，二者相互协调，对于全身气机的调畅具有重要的调节作用
肺与肾	肺主气，司呼吸，通调水道；肾主水，主纳气。肺与肾的关系主要表现于水液的代谢和呼吸运动两个方面。肺与肾之间的阴液相互资生，即"金水相生"
脾与肝	肝主疏泄，藏血；脾主运化，统血。肝与脾的关系首先在于肝的疏泄功能和脾的运化功能之间的相互影响。肝与脾在血的生成、贮藏、运行和防止出血等方面亦有密切的联系
脾与肾	脾为后天之本，肾为先天之本。脾与肾在生理上是后天与先天的关系，它们相互资助，相互促进
肝与肾	肝藏血，肾藏精，精和血之间存在着相互资生和相互转化的关系，即"肝肾同源"，又称"精血同源"。肝主疏泄与肾主封藏之间亦存在着相互制约、相反相成的关系，主要表现在女子的月经来潮和男子泄精的生理功能

脏与腑之间的关系

脏与腑是表里互相配合的，一脏配一腑，脏属阴为里，腑属阳为表。脏腑的表里由经络来联系，即脏的经脉络于腑，腑的经脉络于脏，彼此经气相通，互相作用，因此脏与腑在病变上能够互相影响，互相传变。

心与小肠

心与小肠互属表里，心属里，小肠属表，心之阳气下降于小肠，帮助小肠区分食物中的精华和糟粕。如果心火过盛，会移热于小肠，出现小便短赤、灼痛、尿血等症状；反之，小肠有热，也会引起心火亢盛，出现心中烦热、口舌生疮等症状。

肝与胆

肝主藏血，为人之血库，主要功能是疏泄和条达人的气机。人的精神情绪、血液调节、脾胃的运化功能、胆汁的分泌和排泄等，都会受到肝主疏泄的调节和影响。胆的主要功能就是贮存和排泄胆汁，胆汁的正常排泄，主要依靠的就是肝的疏泄功能。

脾与胃

胃主受纳和腐熟水谷，脾主运化水谷，脾与胃相互依赖，分工合作以完成食物的消化。脾和胃是相互照应、互为表里的。胃出现了问题就会伤及脾，脾有问题也会影响胃。人体的气血充足与否，主要依赖于脾和胃的共同作用。

肺与大肠

肺主肃降，通调水道，下输膀胱，保持小便通利；大肠的主要功能是吸收水分，排泄糟粕。肺与大肠构成表里关系，因为大肠的传导有赖于肺气的肃降，肺气肃降则大便传导如常，粪便排出通畅；若大肠积滞不通，反过来也影响肺气的肃降。

肾与膀胱

肾与膀胱互为表里。肾气充足，尿液可以储藏在膀胱一段时间再排出体外；肾气虚而不能固摄，就会出现小便频繁、遗尿或失禁；肾虚气化不及，则会出现小便不畅。

心包①与三焦

心包与三焦经络相通，互为表里。两经气血互补，并通过经脉和经别加强联系。

①心包即心包络，也就是心脏外面的包膜，有保护心脏、代心受邪的作用。

奇恒之腑

脑——藏元神，主思维、感觉及运动

脑，处于颅腔之中，里面藏有大量的脑髓，因此有"脑为髓海"的说法。脑的主要生理功能有以下几种。

藏元神

元神由先天之精化生，在人出生之前，随性而生，藏于脑中。

主宰生命活动

人体生命活动的中枢主要在于脑，与人体生命活动息息相关的如吞咽、心跳、呼吸等生理活动，都是由脑主宰并进行调节的。

主感觉及运动

人的视、听、言、嗅等感觉功能及肢体运动功能都与脑有关。脑主感觉、运动的功能正常，则视力清楚，嗅觉灵敏，听觉良好，感觉正常。

主思维

脑为心神之所在，具有主持精神、意识、思维活动的功能。脑的功能正常，则精神饱满，意识清楚，思维敏捷，记忆力强，语言清晰有条理，情绪情感表达正常。

髓——滋养脑和骨骼，化生血液

髓是人体骨髓、脊髓和脑髓的总称，由肾的精气与饮食精微所化生。髓的主要生理功能有以下几种。

充养脑髓

髓分布在骨腔中，由脊髓而上引到人脑中的髓，也就是我们通常所说的脑髓。脑得髓养，脑髓充盈，人的精力才充沛，精神才旺盛，才能耳聪目明。如果脑髓不足，就会导致一系列病症的发生，如出现头晕目眩、腰膝酸软、健忘等症状。

滋养骨骼

髓藏骨中，对骨具有滋养作用。骨髓充盈，骨骼就能得到充分滋养，人体发育才能正常，骨骼才能保持其坚硬刚强的特性；如果骨髓空虚，骨骼失养，人体就会发育不良，骨骼也会脆弱无力。

免疫之本

人出生之后，身体就有免疫器官为我们的健康保驾护航，它们分别是骨髓、胸腺、脾、淋巴结、阑尾、扁桃体。免疫力是看不见的防御，防御实力强，身体就不容易被病毒、细菌侵害，人就不容易生病。

造血之源

精能生髓，髓也可以化生血液。骨髓是造血器官，是化生血液的源泉。临床上，血虚证常用补肾填精的方法治疗，这就是对髓能生血的具体应用。

骨——藏骨髓，主运动

骨，泛指人体的骨骼。骨的主要生理功能有以下几种。

贮藏骨髓

骨有贮藏骨髓的作用。骨髓能充养骨骼。髓的盈亏决定着骨的生长、发育和骨质的坚脆等。骨髓充盈，骨骼得养，则骨骼刚健；骨髓空虚，骨骼失养，就会出现骨的生长发育不良和骨质的异常变化。

支持形体

骨能够支撑人的形体，同时对各个脏腑组织具有保护作用。骨之所以能够支持形体，主要依赖于骨髓对骨骼的滋养。如果骨骼一旦失去骨髓的滋养，就会出现"不能久立、行则振掉①"的病症。

主管运动

骨对人体的运动起着举足轻重的作用。肌肉和筋的收缩弛张，促使关节屈伸或旋转，从而表现为躯体的运动。骨在运动过程中起到了支点和支撑的作用。可见，骨具有主管运动的功能。

脉——气血运行的通道

脉，又叫作血脉、血府，是气血运行的通道。脉的主要生理功能有以下两种。

运行气血

脉是气血汇聚、活动的场所。脉对气血的运行有一定的约束力，使气血能够循着一定方向、一定路径而循环贯注，流行不止。另外，血脉还可以运载食物中的水谷精微，以布散到全身，滋养人体脏腑各组织器官。脉中气血数量减少就会导致全身气血不足；脉中气血运行速度异常，如血行加速、血液妄行，就会导致出血症状；气血运行迟缓，就会出现血瘀的症状。

传递信息

人体各个脏腑组织并不是孤立存在的，它们通过血脉息息相通。其中，脉与心的关系尤为密切。心脏推动血液在脉管中流动时产生收缩扩张运动，即为脉搏，它是形成脉象的动力。脉象的形成，除了与血、心、脉有关外，还与全身脏腑机能活动密切相关。人体的病理变化，多数情况下都可以通过搭脉进行推断，这对疾病的诊断具有重要的参考意义。

---

①振掉是动摇、震动的意思，此句见于《黄帝内经·素问·脉要精微论篇》："骨者，髓之府，不能久立，行则振掉，骨将惫矣。"

女子胞——主持月经，孕育胎儿

女子胞，又叫胞宫、子宫，位于小腹部，在直肠之前，膀胱之后。未受孕时，它的形态像一个倒置的梨形，是女性的内生殖器官。女子胞的主要生理功能有以下两种。

主持月经

女子胞是女子生殖细胞发育成熟后产生月经的器官。健康的女子到 14 岁左右，子宫发育逐渐成熟，以一个月左右为周期，出现周期性排血，也就是月经开始来潮，直到 50 岁左右，月经才会停止。月经之所以能产生，主要是脏腑气血作用于女子胞的结果。因此，女子胞功能正常与否与月经来潮有密切关系，所以说女子胞有主持月经的功能。

孕育胎儿

女子胞是女性的孕产、生殖器官。女性发育成熟，月经按时来潮后，便具备了受孕生殖能力和养育胎胞的能力。此时，通过男女结合，精子与卵子结合，就构成了胎孕。胎孕一旦形成，月经就停止来潮，此时的女子胞就成了孕育胎儿的场所，气血都下达至女子胞以养胎。胎儿在女子胞内生长发育大概 10 个月，就会从胞内娩出，表明一个新的生命诞生。

影响女子胞功能的生理因素

1

肾中精气和月经的作用：肾中寓藏精、气、阴、阳，它们能促进月经的生成，月经生成以后，又促进了生殖器官的发育成熟。

2

肝气、肝血的作用：肝在女性的生理活动中，起着十分重要的作用。一方面，肝主疏泄，能使气机调畅，与女性的月经和排卵功能密切相关。另一方面，肝主藏血，与女性月经量的多少和孕育胎儿的功能密切相关。所以有"女子以肝为先天"的说法。

3

冲任二脉的作用：冲脉和任脉同起于胞中。冲脉能调节十二经脉的气血，有"冲为血海"之称。任脉与月经妊娠有关，任脉之气通，冲脉血盛，月经按期而至，婚后即能孕育。若任脉不足，或任脉之气受阻，则月经、胎孕均会因之而出现病变，故称"任主胞胎"。

第4课 精、气、血、津液至关重要

精、气、血、津液是生命的基本物质，也是人体脏腑、经络，形体，官窍生理活动的物质基础。精、气、血、津液的生成和代谢，有赖于脏腑经络和组织器官的生理活动，而脏腑经络和组织器官的生理活动，又必须依靠气的推动、温煦等作用，以及精、血、津液的滋养和濡润。因此，精、气、血、津液与脏腑经络及组织器官的生理和病理有着密切关系。

精是人体生殖和生长发育的根本

精泛指构成人体和维持生命活动的基本物质，分为先天之精和后天之精。先天之精即生殖之精，禀受于父母，构成人体的原始物质。后天之精源于饮食，通过脾胃的运化及脏腑的生理活动化为精微，并转输到五脏六腑，故称为五脏六腑之精。精的生理功能大致有以下几个方面。

繁衍生殖

由先天之精在后天之精的资助下生成的生殖之精，是繁衍后代的物质基础。其中蕴藏着男女双方的遗传信息，与后代的生长发育，如体质的强弱、形体特征乃至寿命的长短等都有密切关系。肾精是产生生殖之精的物质基础。先天之精与经过脏腑代谢后的后天之精共同贮藏于肾中，组成肾精。随着肾精的不断充盛，化生肾气以促进形体的生长发育，到一定年龄即产生月经。月经具有促进人体生殖器官发育和生殖能力成熟的作用，使新的个体又具备了生殖机能。因此，肾精不仅产生生殖之精，而且化生肾气以促进生殖。所以，肾精充足，则生殖能力强；肾精不足，则会导致生殖能力的下降。故补肾填精是临床上治疗不育、不孕等生殖机能低下的重要方法。

🔍 生殖之精与肾精的区别

生殖之精虽然以肾精为物质基础，但二者又有所不同。肾精存在于生命的全过程，作为生命的物质基础，其盛衰对健康有重大影响；生殖之精存在于育龄期，作为繁衍后代的物质基础，其质量会对后代产生影响。

肾精宜藏不宜泻，而生殖之精则遵循"精满必泄"的规律，定时或非定时地排出体外。

濡润脏腑

人受水谷之气以生，饮食经脾胃消化吸收，转化为精。水谷精微不断地输布到五脏六腑等全身各组织器官之中，起着滋养作用，维持人体的正常生理活动，其剩余部分则归藏于肾，储以备用。肾中所藏之精，既贮藏又输泄，如此生生不息。

生髓化血

精生髓，髓可化血，精足则血充，精亏则血虚，故有精血同源之说。此外，精作为生命物质，可单独存在于脏腑组织中，亦可不断融于血液中。所以，临床上常用血肉有情之品补益精髓以治疗血虚证。

化生元气

精作为构成人体和维持人体生命活动的有形精微物质，其维持生命活动的形式之一就是精化气的转化过程。先天之精可以化生先天之气，后天之精可以化生为水谷精气，再加上肺吸入的自然界清气，融合而成一身之气。气不断地推动和调节控制着人体的新陈代谢，维系生命活动。精化生气，气有保卫机体、抵御外邪入侵的作用。所以，精足则正气旺盛，抗病力强，不易受病邪侵袭。

化神养神

精是化生神的物质基础，不管是人体整体生命活动的广义之神，还是人体心理活动的狭义之神，其产生都离不开精这一生命活动的基本物质。因此，只有积精，才能全神，这是生命存在的根本保证。神散，则生命活动将会逐渐终结。

气有推动、温煦、防御作用

气是一种至精至微的物质，是构成自然万物的原始材料。人和自然万物一样，也是天地自然之气合乎规律的产物。因此，气也是构成人体生命最基本的物质。

气从哪里来

就生命形成而论，人体之气首先来源于父母，即先天之气，它是人体之气的重要组成部分。先天之气的好坏是父母所给予的，所以说优生优育十分重要。后天之气包括饮食中的营养物质和存在于自然界的清气。如人一日不食则饥，七日不食则肠胃枯竭，可见人类一有此身，必资谷气入胃。

推动作用

气具有激发和推动作用，能推动血液的生成、运行以及津液的生成、输布和排泄等。所以确保脾胃之气、肺之气的强健，是很多慢性病可以得到缓解的保证。

温煦作用

人体各脏腑、经络的生理活动，需要在气的温煦作用下进行。血得温则行，化成水、血和津液等液态物质，都需要在气的温煦作用下才能正常循行。

气的作用

护卫肌表

皮肤是人体的藩篱，具有屏障作用。如卫气不足则表虚而易感冒，若体弱不耐风寒则出现恶风、汗出、怕冷、关节冷痛等症状。

祛除邪气

邪气侵入机体之后，机体的正气奋起与之抗争，正盛邪祛，邪气被驱除体外，这样疾病便不能发生。中医治病就是用药物和各种方法来扶助正气以祛邪气。

元气

元气属于先天之精气，受于父母，出生后又依赖于肾的化生作用和水谷精微的不断滋养补充。元气藏于肾中，通过三焦布散全身，内至脏腑，外达肌肤腠理，作用于人体各个脏腑经络组织。元气是人体最基本的气，是人体生命活动的原动力。

宗气

宗气是人体后天的根本之气，主要在胸中积聚，是由肺吸入的清气与脾运化的水谷精气相结合而产生的。因此，肺的呼吸功能和脾胃运化功能正常与否，直接影响宗气的盛衰。宗气在胸中积聚之处，叫作"气海"。

气的分类

营气

营气主要来源于脾胃运化的水谷精气，是水谷精微中富有营养的物质，因其富于营养，所以叫作营气。营气与血共同运行于脉中，循脉上下贯通，向内进入五脏六腑，向外到达肢节，周而复始，循环不息。

卫气

卫气是行于脉外之气。卫气也是由脾胃运化的水谷精微所化生。卫气的特点是活动力强，流动迅速，不受脉管的约束，而是在脉外运行。卫气与营气相伴而行，环周不休，固护肌表，抗御外邪。

血可营养滋润全身，安神

血是在脉管中循行的，是具有营养和滋润作用的红色液体，是构成人体和维持人体生命活动的基本物质之一。血液必须在脉管中运行，才能有效地发挥其生理作用。

血的形成

人体生成血液的物质基础主要来源于脾胃运化的水谷精微。水谷精微通过脾的升腾作用上输至心肺，再通过心肺的气化作用生成血液，因此中医里有"脾胃为气血生化之源"的说法。所以，饮食营养的好坏，脾胃运化功能的强弱，与血液的生成有直接关系。除此之外，肾精也是化生血液的重要物质。肾精化生血液，主要是通过骨髓和肝脏的作用实现的。肾主骨，肾精有生髓的功能，髓充养于骨从而化生血液。同时，肾精输于肝，在肝的作用下也可以化血。

总之，血液是以水谷精微和肾精为物质基础的，通过脏腑的一系列功能活动而生成。如果某一脏器功能减退，或脏器之间失去协调平衡，就会影响血液的生成，从而导致血虚的病理变化。

血的运行

血液循行于脉管之中，流传全身，循环不止。所以脉管是血液运行的必要通道。除此之外，血液运行要想顺利完成，还需要心、肺、肝、脾四脏的共同配合。心主血脉，血液依靠心脏的搏动流行全身，心气的推动是血液运行的基本动力之一；肺朝百脉，肺主一身之气，在肺气的作用下，帮助心脏内的血液输布至全身；脾主统血，血液依靠脾的固摄作用，能够让其循经而行，不致溢出脉外；肝主藏血，可以自主调节人体活动时对血液的不同需求量。此外，肝的疏泄能调畅气机，气机通畅，才能推动血液运行。因此，在血液运行的过程中，任何一个脏腑发生功能失调，都会引起血液运行方面的病变。例如，心气虚，出现血液流动迟缓，从而会导致心血瘀阻等病理变化；脾气虚，对血液失去了统摄作用，可能会导致便血、崩漏等病理变化。

血的生理功能

濡养作用	血的濡养作用可以从面色、肌肉、皮肤、毛发等方面反映出来。血的濡养作用正常，则面色红润，肌肉丰满壮实，肌肤和毛发光滑等；当血的濡养作用减弱时，除引起脏腑功能低下外，还可见到面色不华或萎黄、肌肤干燥、肢体或肢端麻木、运动不灵活等表现
安神作用	心血虚、肝血虚，常有惊悸、失眠、多梦等神志不安的表现，失血甚者还会出现烦躁、恍惚、癫狂、昏迷等神志失常的表现。可见血液与神志活动有着密切关系

津液能滋润全身，化生血液 ✒

津液包括各脏腑组织的体液和分泌物，如胃液、肠液、唾液、关节液等，习惯上也包括代谢产物中的尿、汗、泪等。

津液是怎么生成的

津液来源于饮食，是通过脾、胃、小肠和大肠消化吸收饮食中的水分和营养而生成的。津液的生成取决于两方面的因素：一是充足的水饮类食物，这是生成津液的物质基础；二是脏腑功能正常，特别是脾、胃、大小肠的功能正常。

津液的主要生理功能

滋养机体

体表的津液使肌肉丰润，毛发光泽；体内的津液能滋养脏腑；注入孔窍的津液，使口、眼、鼻等九窍滋润；流入关节的津液能滑利关节；渗入骨髓的津液能充养骨髓和脑髓。

化生血液

津液渗入到血脉之中，成为组成血液的基本物质，而且津液还有滋养和滑利血脉的作用，促进血液循环。

运载全身之气

津液是气的载体（主要是运载卫气），人体内的气必须依附于津液才能存在，否则人体之气就会涣散而没有归属。因此，津液的丢失，也会导致气的耗损。

调节机体的阴阳平衡

人体津液的代谢经常会发生变化，主要随机体内生理状况和外界环境的变化而变化。津液就是通过这种变化来调节阴阳之间的动态平衡，从而使机体保持正常状态，以适应外界的变化。

排泄代谢产物

津液在代谢过程中，能把代谢产物以汗、尿等方式排出体外，维持机体各脏腑的气化活动正常进行。如果津液的这一作用发生障碍，就会使代谢产物潴留于体内，生成痰、饮、水、湿等各种病理产物。

气、血、津液相互联系

气、血、津液均是构成人体生命活动的基本物质。三者的形成离不开脾胃运化而生成的水谷精气。三者的生理功能，又存在着相互依存、相互为用的关系。因此，无论在生理或病理情况下，气、血、津液之间均存在着极为密切的关系。

气和血的关系

气属于阳，血属于阴，气和血在功能上存在着差别，但气和血之间又存在着气能生血、行血、摄血和血为气母四个方面的关系。

气能生血

气能生血，是指血液的组成及其生成过程均离不开气和气的气化功能。气旺，则化生血液的功能强；气虚，则化生血液的功能弱，甚则可导致血虚。临床治疗血虚证时，常配合补气药物，即是气能生血理论的实际应用。

气能行血

气能行血，血属阴而主静，血不能自行，血在脉中循行，内至脏腑，外达皮肉筋骨，全赖于气的推动。因此，临床治疗血行失常的病症时，常分别配合补气、行气、降气的药物，才能获得较好的效果。

气能摄血

摄血是气的固摄功能的体现。血在脉中循行而不逸出脉外，主要依赖于气对血的固摄作用。如果气虚则固摄作用减弱，血不循经而逸出脉外，可导致出血病症，即"气不摄血"。临床治疗此类病症时，常用补气摄血的方法。

血为气母

血为气母，是指血是气的载体，并给气以营养。由于气的活力很强，易于逸脱，所以必须依附于血和津液而存在于体内。如果血虚，气失去依附，则可浮散无根而发生脱失。故在治疗大出血时，往往配合用益气固脱之法。

气和津液的关系

气和津液的关系类似于气与血的关系，主要表现在气能生津、气能行津、气能摄津、津能化气、津能载气等几个方面。

气能生津

指气的气化作用能促进和激发津液的生成。若脾胃等脏腑之气虚亏，日久可导致津液不足的病症，治疗时往往采取补气生津的方法。

气能行津

指气具有推动津液的输布和排泄的作用。当气的升降出入和气化运动异常时，可导致津液输布、排泄过程出现障碍，如气虚可导致津液停滞，形成水湿、痰饮等，称为气不行水；反之，由津液停聚而导致的气机不利，称为水停气滞。

气能摄津

指气具有固摄控制津液排泄，防止其无故流失的作用，若气虚不能固摄，可出现口角流涎、多汗、遗尿、小便失禁等病症，治疗时常采用补气摄津之法。

津能化气

指气的化生及其功能的发挥离不开津液的滋养。津足则气旺，若多汗、多尿、吐泻太过等导致津液亏耗不足，长期亦会导致气虚之证。

津能载气

指津液是气的载体，气必须依附于有形之津液，依赖津液之运载作用存在于体内，才能正常运行并流布全身。当津液输布运行受到阻碍时，往往会引起气机的郁滞不畅。

血和津液的关系

血和津液的生成都来源于水谷精气，由水谷精气所化生，故有"津血同源"的说法，津液渗入脉中，即成为血液的组成部分。在病理情况下，血和津液也多相互影响。例如，失血过多时脉外之津液可渗注于脉中，以补偿脉内血容量之不足；而脉外之津液又因大量渗注于脉内，形成血不足，可见口渴、尿少、皮肤干燥等表现。反之，津液大量耗伤时，脉内之血亦可渗出于脉外，形成血脉空虚、津枯血燥等现象。因此，对于失血病症，不宜采用发汗方法；而对于多汗或吐泻等津液严重耗伤的患者，亦不可轻用破血、逐血之峻剂。

第5课 打通人体经络与腧穴

经络，是人体组织结构的重要组成部分，我们可以把它看成是发源于脏腑而遍行于全身的一种网络系统。经络学说是研究人体经络系统的组成、循行路线、生理功能、病理变化及其与脏腑、形体、官窍、气血津液等相互关系的学说，是中医学理论体系的重要组成部分。与藏象学说、气血津液学说等相互补充，相互印证，成为中医学阐述人体正常生命活动规律的重要依据。

认识经络与腧穴

什么是经络

经络是人体气血运行的道路，包括经脉和络脉。经和络形成一体，就像一张网，联系身体的上、下、内、外，将全身的脏腑、形体、官窍及皮毛等所有的器官组织联系在一起。这个网的主绳是"经"，原意是"纵线"，就是直行主线的意思，网的支绳是"络"，是网络、支线的意思。人体经络模型图上有线有点，点代表的是腧穴，线代表的就是经络，看起来有些杂乱无章，实际上是有规律的。

人体一共有26条纵行主干线，其中有24条对称地分布在身体的两侧，每侧12条，称为"十二经脉"。另外两条分布于身体的正中线，一前一后，前为任脉，后为督脉。十二经脉加上任督二脉合称"十四经脉"，是经络系统中的主干，另外还有许许多多的络脉，有大有小。若把经络系统比喻成一棵枝繁叶茂的大树，十四经脉是树干，络脉就是树干上的枝枝权权，遍布于全身的每一个角落，加强了十四经脉之间的联系，并将十四经脉的气血运行到身体的每一个角落。经脉是经络系统中的骨干，贯穿人体上下，联系着人体的内外，是运行气血的主干道。络脉则是经脉的细小分支，纵横交错，达于全身，把人体各部分联结成一个统一的整体，以保持人体生命活动的协调和平衡。经络畅通，则气血充足；一旦经络瘀阻，则多会导致疾病的发生。

什么是腧穴

腧穴是经络气血输注出入的部位，并不是简单的皮肉筋管，也不是孤立于体表的点，它与体内的脏腑器官有着密切的联系，通过气血输注出入来联系内外。腧同"输"，具有双向的含义，生理上，从内到外，脏腑气血濡养肢节；病理上，从外到内，是邪气入侵的通道；诊断上，从外到内，反映内部的疾病；治疗上，从外到内，通过外部的刺激，来治疗内部疾病。所以腧穴是疾病重要的反应点和治疗点。

利用经络腧穴调养五脏六腑

《黄帝内经·灵枢·海论》中说十二经脉"内属于腑脏，外络于肢节"，意思就是十二经脉在内联系脏腑，在外联络肢节。

十二经脉的名字非常有特点，理解了其中的含义，仅从名字上就能够知道该条经脉循行的大概路线及脏腑关系。每一条经脉的名称都是由三部分组成的，即"手足+阴阳+脏腑"。

手足，表示经脉的外行路线分布在上肢或下肢，其中手表示分布在上肢，足表示分布在下肢。阴阳，除了表示经脉在四肢的分布是内侧还是外侧，还表示该经脉阴气或阳气的多少。一阴一阳衍化为三阴三阳，即"太阴、少阴、厥阴"三阴和"阳明、太阳、少阳"三阳，以区分阴阳气血的多少。阴气最多为太阴，其次为少阴，最少为厥阴；阳气最多为阳明，其次为太阳，最少为少阳。根据阴阳气血的多少，三阴三阳之间组成了相应的表里相合关系。脏腑，表示经脉的脏腑属性，一条经脉属于一个脏或者一个腑，如手太阴肺经属肺脏，足少阳胆经属胆腑等。十二经脉则联系十二脏腑，即五脏加心包及六腑，其中五脏和心包属阴，六腑属阳。十二经脉手足各六条，手六经为手三阴和手三阳，足六经为足三阴和足三阳。结合脏腑在体腔内的位置，十二经脉中手三阴联系胸部，内有肺、心二脏及心包，行于上肢内侧；手三阳属大肠、三焦、小肠三腑，行于上肢外侧；足三阴联系腹部，内有肝、脾、肾三脏，行于下肢内侧；足三阳内属胆、胃、膀胱三腑，行于下肢的前侧、外侧及后侧。了解了十二经脉的含义，当身体发生病症时，就可以通过看诊分析所属脏腑病变，在相应的经络腧穴上寻找对应点进行治疗。

手太阴肺经：
气息通畅的"总管"

手太阴肺经是十二经脉循行的起始经脉，经脉的循行与肺脏相连，并向下与大肠相联络，肺与大肠是相表里的脏腑。肺脏在五脏六腑中位置最高，呈现圆锥形，其叶下垂，像战国时期马车的伞盖，因此有"五脏六腑之华盖"之称。

肺经上潜伏的疾病

肺经和肺、大肠、喉咙等器官联系密切，肺经畅通，也就保证了这些相关器官的功能正常。当肺经异常不通时，人的身体主要表现为以下病症。

经络症：沿肺经所过部位疼痛，一般出现在锁骨上窝、上臂、前臂内侧上缘。

脏腑症：如咳嗽、气短、怕冷等症状。

情志病：肺气虚时，会产生伤心、心理压力大等情绪；肺气过盛时，则会产生自负、狂妄等情绪。

皮肤病：如过敏性皮炎、色斑、面色暗沉等。

经穴歌诀

手太阴肺十一穴，
中府云门天府诀，
侠白尺泽孔最存，
列缺经渠太渊涉，
鱼际少商如韭叶，
左右二十二孔穴。

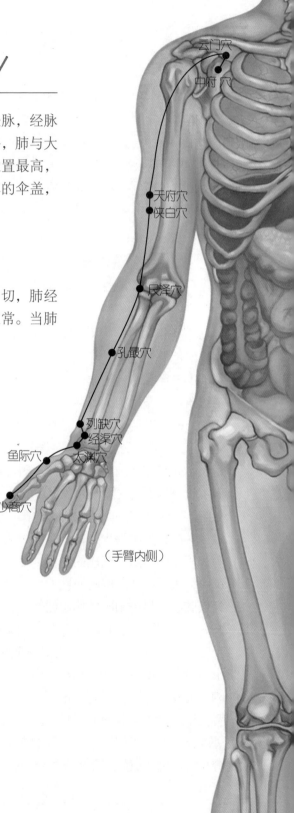

云门穴
中府穴
天府穴
侠白穴
尺泽穴
孔最穴
列缺穴
经渠穴
鱼际穴
太渊穴
少商穴
（手臂内侧）

手阳明大肠经：
人体淋巴系统的"保护神"

手阳明大肠经在食指与手太阴肺经衔接，联系的脏腑器官有口、下齿、鼻，属大肠，络肺，在鼻旁与足阳明胃经相接。大肠经对淋巴系统有自然保护功能，经常刺激可增强人体免疫力，因此可以说它是人体淋巴系统的"保护神"。

大肠经上潜伏的疾病

当大肠经异常不通时，人的身体主要表现为以下病症。

经络症： 会导致手背、上肢、后肩等经络循行部位的疼痛和酸、胀、麻等不舒服的感觉。

脏腑症： 肠鸣腹痛、便秘、泄泻、脱肛等。

五官病： 眼睛发黄、口干、鼻衄、牙龈肿痛或者咽喉肿痛等症状。

亢进热证时症状： 便秘、腹胀痛、头痛、肩与前臂部疼痛、食指痛、体热、口干。

衰弱寒证时症状： 便溏、腹泻、腹痛、晕眩、上肢无力、手足怕冷。

经穴歌诀

二十大肠起商阳，
二间三间合谷藏，
阳溪偏历温溜济，
下廉上廉三里长，
曲池肘髎五里近，
臂臑肩髃巨骨当，
天鼎扶突禾髎接，
鼻旁五分迎香列。

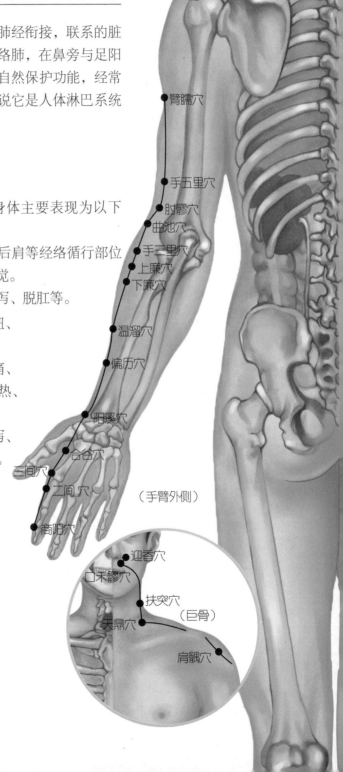

巨骨穴

臂臑穴

手五里穴

肘髎穴
曲池穴

手三里穴
上廉穴
下廉穴

温溜穴

偏历穴

阳溪穴

合谷穴

三间穴

二间穴

商阳穴

（手臂外侧）

迎香穴
口禾髎穴
扶突穴
（巨骨）
天鼎穴
肩髃穴

足阳明胃经：
人体的后天之本

足阳明胃经在鼻旁与手阳明大肠经衔接，联系的脏腑器官有鼻、目、上齿、口唇、喉咙和乳房，属胃，络脾，在足大趾与足太阴脾经相接。胃是气血生成的地方，而气血是人体最基本的保障，所以脾胃是人体的后天之本。

胃经上潜伏的疾病

当胃经异常不通时，人的身体主要表现为以下病症。

经络症： 容易发高热、出汗、咽喉痛、牙痛、流鼻涕或流鼻血。

脏腑症： 会出现胃痛、胃胀、消化不良、呕吐、肠鸣、腹胀等症状。

亢进热证时症状： 腹胀、打嗝、便秘、食欲增加、胃痉挛性疼痛、胃酸过多、唇干裂等。

衰弱寒证时症状： 受凉腹痛、腹泻、呕吐、消化不良、胃酸、忧郁、下肢倦怠等。

经穴歌诀

四十五穴足阳明，承泣四白巨髎经，
地仓大迎下颊车，下关头维对人迎，
水突气舍连缺盆，气户库房屋翳寻，
膺窗乳中下乳根，不容承满与梁门，
关门太乙滑肉门，天枢外陵大巨存，
水道归来气冲次，髀关伏兔走阴市，
梁丘犊鼻足三里，上巨虚连条口行，
下巨虚下有丰隆，解溪冲阳陷谷同，
内庭厉兑阳明穴，大指次指之端终。

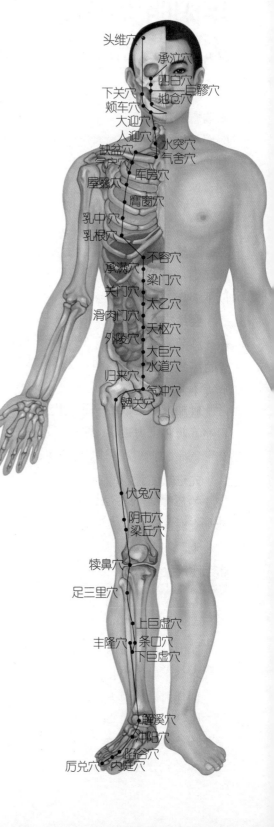

足太阴脾经：
滋阴养血，健脾益气 ✎

足太阴脾经在足大趾与足阳明胃经相衔接，联系的脏腑器官有咽、舌，属脾，络胃，注心中，在胸部与手少阴心经相接。脾主统血，常关注脾经，有助于滋阴养血，健脾益气。

脾经上潜伏的疾病

脾经是阴经，跟脏腑联系密切，当脾经异常不通时，人的身体主要表现为以下病症。

经络症： 大脚趾内侧、脚内缘、小腿、膝盖或者大腿内侧、腹股沟等经络循行路线上出现发冷、酸、胀、麻、疼痛等不适感。

脏腑症： 全身乏力或者全身疼痛、胃痛、腹胀、大便溏稀、心胸烦闷、心窝下急痛等。

亢进热证时症状： 胁下胀痛、呕吐、足膝关节疼痛、大趾活动困难、失眠等。

衰弱寒证时症状： 消化不良、胃胀气、上腹部疼痛、呕吐、肢倦乏力、麻木、腿部静脉曲张、皮肤易受损伤等。

经穴歌诀

二十一穴脾中州，隐白在足大趾头，
大都太白公孙盛，商丘直上三阴交，
漏谷地机阴陵泉，血海箕门冲门前，
府舍腹结大横上，腹哀食窦天溪候，
胸乡周荣大包上，从足经腹向胸走。

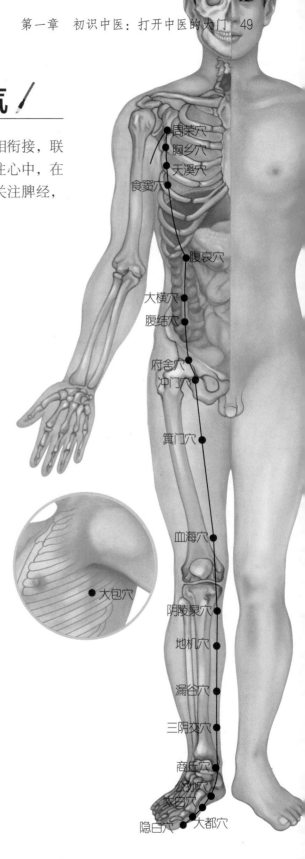

周荣穴
胸乡穴
天溪穴
食窦穴
腹哀穴
大横穴
腹结穴
府舍穴
冲门穴
箕门穴
血海穴
大包穴
阴陵泉穴
地机穴
漏谷穴
三阴交穴
商丘穴
公孙穴
太白穴
隐白穴　大都穴

手少阴心经：
心为君主之官

手少阴心经在心中与足太阴脾经的支脉衔接，联系的脏腑器官有心系、咽、目系，属心，络小肠，外行从心系上肺，斜走出于腋下，在手小指与手太阳小肠经相接。心经如果出现问题，人就会感到心烦意乱、胸痛等，故称心为"君主之官"。

心经上潜伏的疾病

当心经异常不通时，人的身体主要表现为以下病症。

经络症：失眠、多梦、易醒、难入睡、健忘，心经所过的手臂疼痛、麻木、厥冷、血压不稳等。

脏腑症：心烦、心悸、胸闷、心痛等。

亢进热证时症状：心悸、口干；处在压力状态下，伴有压迫感、忧郁、内侧肩麻木、小指痛等。

衰弱寒证时症状：胸口沉闷、呼吸困难、面色苍白、肩与前臂疼痛、四肢沉重、晕眩等。

经穴歌诀

九穴心经手少阴，
极泉青灵少海深，
灵道通里阴郄邃，
神门少府少冲寻。

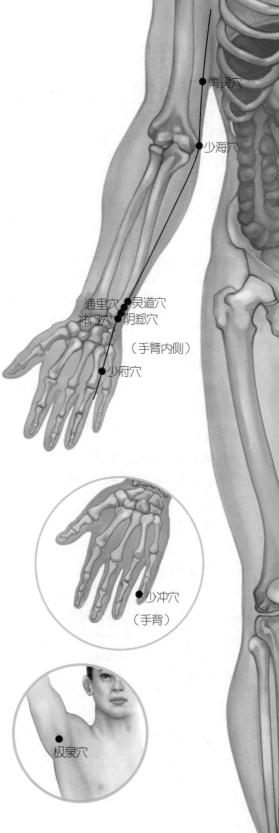

青灵穴

少海穴

通里穴　灵道穴
神门穴　阴郄穴

（手臂内侧）

少府穴

少冲穴
（手背）

极泉穴

手太阳小肠经：
反映心脏能力的"镜子"

手太阳小肠经在手小指与手少阴心经相衔接，联系的脏腑器官有咽、横膈、胃、心、小肠、耳、鼻、目内外眦，在目内眦与足太阳膀胱经相接。心与小肠相表里，心脏有问题，小肠经先有征兆。所以，手太阳小肠经是反映心脏能力的"镜子"。

小肠经上潜伏的疾病

当小肠经异常不通时，人的身体主要表现为以下病症。

经络症：耳聋、目黄、口疮、咽痛以及经脉所过部位的手肩疼痛。

脏腑症：少腹痛、心闷、腰脊痛引睾丸、小便赤涩、尿闭、血尿等。

亢进热证时症状：颈、后脑、太阳穴至耳疼痛，肚脐与下腹部疼痛，后肩胛至臂外后廉疼痛。

衰弱寒证时症状：额、颈肿，耳鸣，呕吐，腹泻，手足怕冷。

经穴歌诀

手太阳经小肠穴，少泽先行小指末，
前谷后溪腕骨间，阳谷须同养老列，
支正小海上肩贞，臑俞天宗秉风合，
曲垣肩外复肩中，天窗循次上天容，
此经穴数一十九，还有颧髎入听宫。

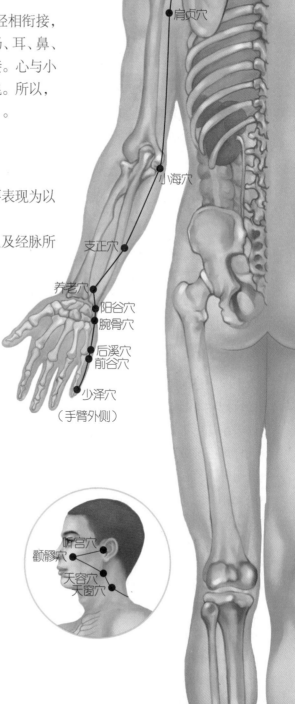

肩中俞穴
肩外俞穴
臑俞穴 秉风穴
曲垣穴
天宗穴
肩贞穴
小海穴
支正穴
养老穴
阳谷穴
腕骨穴
后溪穴
前谷穴
少泽穴
（手臂外侧）

听宫穴
颧髎穴
天容穴
天窗穴

足太阳膀胱经：
通达全身的通道

足太阳膀胱经在内眼角与手太阳小肠经衔接，联系的脏腑器官有目、耳、脑，属膀胱，络肾，在足小趾与足少阴肾经相接。膀胱经从头走到足，是人体穴位最多的一条经络，也是通达全身的通道。

膀胱经上潜伏的疾病

当膀胱经异常不通时，人会出现以下病症。

经络症： 膀胱经虚寒则易怕风怕冷、头项强、流鼻涕，经脉循行部位如颈项、背、腰、小腿疼痛及运动障碍。

脏腑症： 小便不利、尿血，膀胱气绝则遗尿，目反直视（翻白眼）等。

亢进热证时症状： 癫狂、泌尿、生殖器疾病，后背肌肉强直酸痛。

衰弱寒证时症状： 生殖器肿胀、四肢倦重无力、腰背无力等。

经穴歌诀

六十七穴足太阳，睛明目内红肉藏，
攒竹眉冲与曲差，五处一五上承光，
通天络却下玉枕，天柱发际大筋上，
大杼风门肺厥阴，心俞督俞膈俞当，
肝胆脾胃具挨次，三焦肾俞海大肠，
关元小肠到膀胱，中膂白环寸半量，
上次中下四髎穴，一空一空骶孔藏，
会阳尾骨外边取，附分脊背第二行，
魄户膏肓神堂寓，谚谑膈关魂门详，
阳纲意舍胃仓随，肓门志室到胞肓，
二十一椎秩边是，承扶臀股纹中央，
殷门浮郄委阳至，委中合阳承筋量，
承山飞扬跗阳继，昆仑仆参申脉堂，
金门京骨束骨跟，通谷至阴小趾旁。

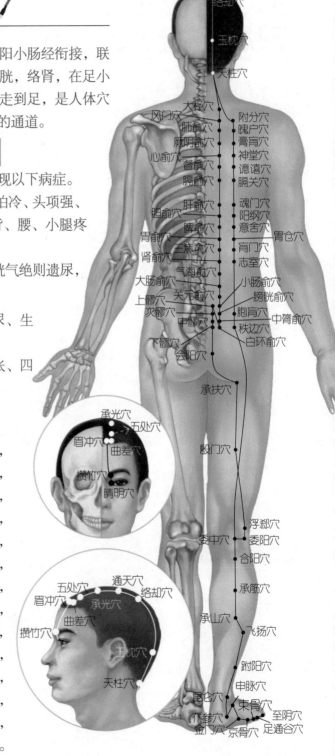

足少阴肾经：
人体健康的根本

足少阴肾经在足小趾与足太阳膀胱经衔接，联系的脏腑器官有喉咙、舌，属肾，络膀胱，贯肝，入肺，络心，在胸中与手厥阴心包经相接。络脉从足少阴肾经分出，走向足太阳经，通过腰脊部，上走心包下。肾是人体的"先天之本"，管理着身体生长发育及生殖功能，是人体阴阳的根本所在。所以说，肾经是人体健康的根本。

肾经上潜伏的疾病

当肾经异常不通时，人的身体主要表现为以下病症。

经络症：泌尿生殖系统、神经系统、呼吸系统、消化系统和循环系统某些病症，以及肾经所过部位的病症。

脏腑症：水肿、小便不利、易惊、耳鸣、眼花等。

亢进热证时症状：尿黄、尿少、舌干、足下热、性欲增强、月经异常等。

衰弱寒证时症状：尿频、足下冷、下肢麻木、性欲减退、肠功能减弱等。

经穴歌诀

少阴经穴二十七，涌泉然谷与太溪，
大钟水泉与照海，复溜交信筑宾派，
阴谷膝内辅骨后，以上从足至膝求，
横骨大赫连气穴，四满中注肓俞脐，
商曲石关阴都密，通谷幽门一寸取，
步廊神封膺灵墟，神藏彧中俞府毕。

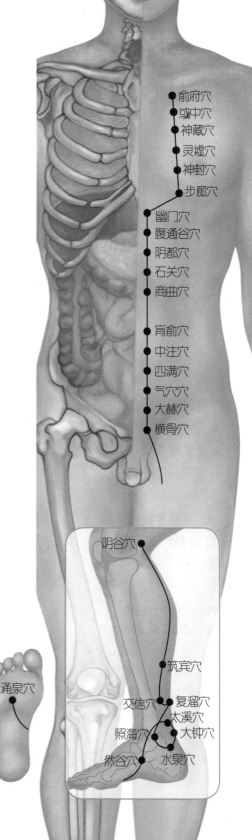

俞府穴
彧中穴
神藏穴
灵墟穴
神封穴
步廊穴
幽门穴
腹通谷穴
阴都穴
石关穴
商曲穴
肓俞穴
中注穴
四满穴
气穴穴
大赫穴
横骨穴

阴谷穴

筑宾穴

涌泉穴

交信穴　复溜穴
太溪穴
照海穴　大钟穴
然谷穴　水泉穴

手厥阴心包经：护卫心脏✎

手厥阴心包经在胸中与足少阴肾经衔接，联系的器官有心、耳，属心包，络三焦，在无名指指端与手少阳三焦经相接。中医所说的心包，就是心外面的一层膜，包裹并护卫着心脏，好像君主的"内臣"，是护卫心主的"大将军"。

心包经上潜伏的疾病

当心包经异常不通时，人的身体主要表现为以下病症。

经络症：失眠、多梦、易醒、健忘、口疮、口臭、全身痛痒等。

脏腑症：心烦、心悸、心痛、心闷、神志失常等。

亢进热证时症状：心烦、易怒、失眠多梦、胸痛、头痛、上肢痛、手心热、面赤红、便秘等。

衰弱寒证时症状：心悸、心动过缓、晕眩、呼吸困难、上肢无力、胸痛、目黄、难入睡、易醒等。

经穴歌诀

心包手厥阴九穴,起于天池中冲尽,
心胸肺胃效皆好,诸痛痒疮亦可寻,
天池乳外旁一寸,天泉腋下二寸循,
曲泽腱内横纹上,郄门去腕五寸寻,
间使腕后方三寸,内关掌后二寸停,
掌后纹中大陵在,两条肌腱标准明,
劳宫屈指掌心取,中指末端是中冲。

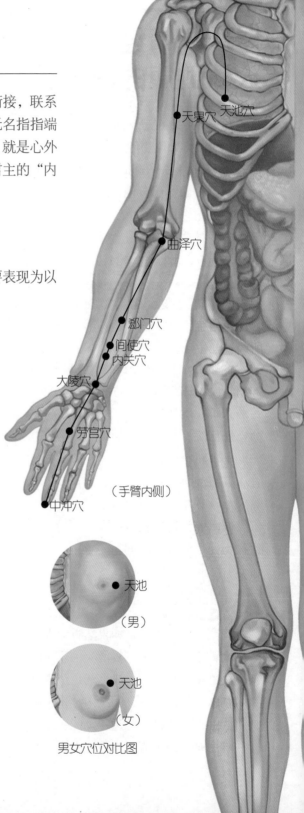

天泉穴　天池穴

曲泽穴

郄门穴

间使穴
内关穴

大陵穴

劳宫穴

（手臂内侧）

中冲穴

●天池

（男）

●天池

（女）

男女穴位对比图

手少阳三焦经：保护头脑安全

手少阳三焦经在无名指与手厥阴心包经衔接，联系的器官有耳、目，属三焦，络心包，在目外眦与足少阳胆经相接。三焦经直通头面，所以此经的症状多表现在头部和面部，都可以通过刺激三焦经上的穴位来调治。

三焦经上潜伏的疾病

当三焦经异常不通时，人的身体主要表现为以下病症。

经络症：头面五官疾病，以及经络所经过部位疼痛，小指、无名指功能障碍。

脏腑症：上焦病变易出现胸闷、心悸、咳喘；中焦病变易出现脾胃胀痛、食欲不振；下焦病变易出现水肿、大小便异常等。

亢进热证时症状：自汗出、耳鸣、耳痛、头痛、上肢痛、食欲不振、失眠、易怒等。

衰弱寒证时症状：上肢无力麻木、呼吸表浅、发冷、尿少、忧郁、肌肉松弛无力、听力障碍等。

经穴歌诀

三焦经穴二十三，关冲液门中渚间，
阳池外关支沟正，会宗三阳四渎长，
天井清冷渊消泺，臑会肩髎天髎堂，
天牖翳风瘈脉青，颅息角孙耳门当，
和髎耳前发际边，丝竹空在眉外藏。

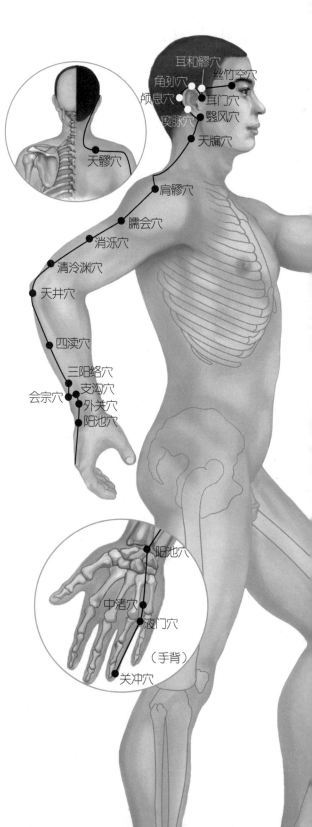

足少阳胆经：调治头面部疾病

足少阳胆经在目外眦与手少阳三焦经衔接，联系的器官有目、耳，属胆，络肝，在足大趾甲后与足厥阴肝经相接。胆经主治侧头、目、耳、咽喉病，神经病，热病以及经脉循行部位的其他病证。

胆经上潜伏的疾病

当胆经异常不通时，人的身体主要表现为以下病症。

经络症：口苦口干、偏头痛、脱发、怕冷怕热，经脉所过部位疼痛。

脏腑症：胸胁苦满、食欲不振、叹气、失眠、易怒、便秘等。

亢进热证时症状：口苦、胸胁胀满、黄疸、喉咙不适、头痛、便秘、足下热等。

衰弱寒证时症状：关节肿胀、下肢无力、目黄、吐苦水、嗜睡、夜汗、惊悸叹气、呼吸沉闷、便溏等。

经穴歌诀

足少阳起瞳子髎，四十四穴君记牢，
听会上关颔厌集，悬颅悬厘曲鬓分，
率谷天冲浮白次，窍阴完骨本神交，
阳白临泣目窗开，正营承灵脑空怀，
风池肩井与渊腋，辄筋日月京门结，
带脉五枢维道连，居髎环跳风市间，
中渎阳关阳陵泉，阳交外丘光明宜，
阳辅悬钟丘墟外，临泣地五会侠溪，
四趾外端足窍阴，胆经经穴仔细扪。

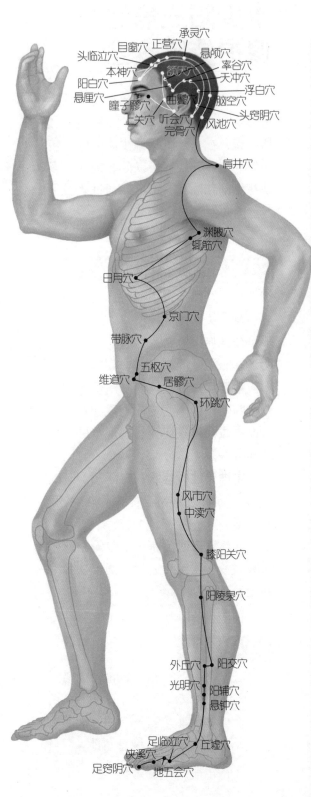

足厥阴肝经：
修身养性的关键

足厥阴肝经在足大趾甲后与足少阳胆经衔接，联系的脏腑器官有肺、胃、肾、眼、咽喉，属肝，络胆，在肺中与手太阴肺经相接。肝和人的情绪紧密相连，肝经出现问题，人的情绪就会产生明显变化。

肝经上潜伏的疾病

肝经和肝、胆、胃、肺、眼、咽喉都有联系，肝经有病就会出现以下病症。

经络症：口苦口干、眼干、胸胁胀痛、腰痛、腹痛、疝气以及经脉所经过部位的疾病。

脏腑症：情志抑郁、脂肪肝、月经不调、乳腺增生、子宫肌瘤、前列腺肥大等。

亢进热证时症状：头痛、呃逆、小便困难、易怒、兴奋易冲动等。

衰弱寒证时症状：眩晕、阳痿、大腿与骨盆疼痛、下肢无力、易倦、视力模糊、易惊恐等。

经穴歌诀

足厥阴经十四穴，首穴大敦末期门，
前阴生殖肠胆病，气血五脏治最灵，
大敦大趾外甲角，行间两趾缝中讨，
太冲关节后凹陷，中封踝前腱内间，
蠡沟胫中踝上五，中都踝上七寸呼，
膝关阴陵后一寸，曲泉股骨内髁后，
阴包肌间膝上四，五里气下三寸司，
阴廉气下二寸中，急脉二五动脉动，
章门十一肋下端，期门乳下二肋全。

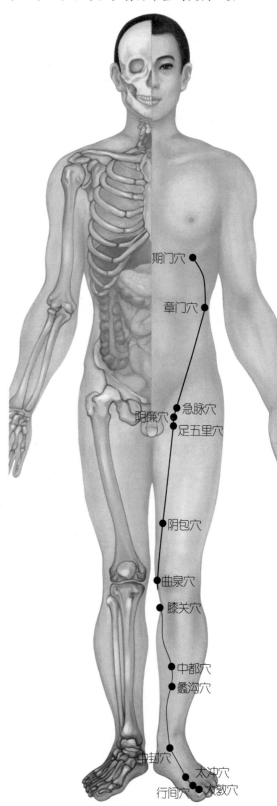

期门穴
章门穴
急脉穴
阴廉穴
足五里穴
阴包穴
曲泉穴
膝关穴
中都穴
蠡沟穴
中封穴
太冲穴
行间穴
大敦穴

任脉:
调节一身的阴经气血

　　任脉起于胞中,其主干行于前正中线。联系的脏腑器官主要有胞中(包含丹田)、下焦、肝、胆、肾、膀胱、咽喉、唇口、目。任脉,被称为"阴脉之海",运行的路线和人体的生殖系统相对应,与女子经、带、胎、产等关系密切,是女性一生的"保护神",故有"任主胞胎"之说。

任脉上潜伏的疾病

　　任脉失调,可能会出现以下病症。

　　生殖泌尿系统疾病:月经不调、痛经、各种妇科炎症、不孕不育、白带过多、小便不利、疝气、小腹皮肤瘙痒、阴部肿痛、早泄、遗精、遗尿、前列腺疾病等。

　　上腹部消化系统及胸部呼吸系统疾病:腹胀、呕吐、呃逆、食欲不振、慢性咽炎、哮喘等。

经穴歌诀

　　任脉经穴二十四,起于会阴承浆停,
　　强壮为主次分段,泌尿生殖作用宏,
　　会阴二阴中间取,曲骨耻骨联合从,
　　中极关元石门穴,每穴相距一寸均,
　　气海脐下一寸半,脐下一寸阴交明,
　　肚脐中央名神阙,脐上诸穴一寸匀,
　　水分下脘与建里,中脘上脘巨阙行,
　　鸠尾歧骨下一寸,中庭胸剑联合中,
　　膻中正在两乳间,玉堂紫宫华盖重,
　　再上一肋璇玑穴,胸骨上缘天突通,
　　廉泉颌下舌骨上,承浆唇下宛宛中。

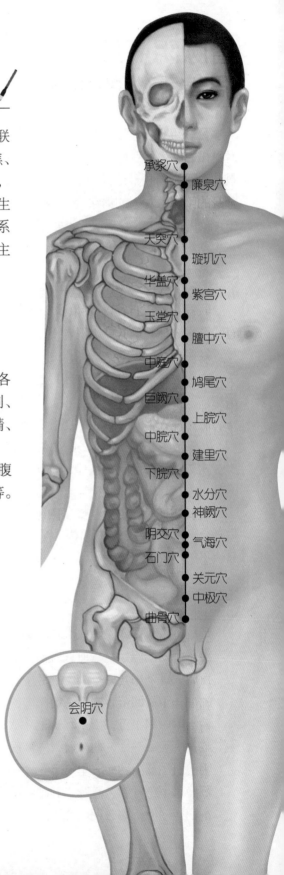

承浆穴
廉泉穴
天突穴
璇玑穴
华盖穴
紫宫穴
玉堂穴
膻中穴
中庭穴
鸠尾穴
巨阙穴
上脘穴
中脘穴
建里穴
下脘穴
水分穴
神阙穴
阴交穴
气海穴
石门穴
关元穴
中极穴
曲骨穴

会阴穴

督脉：
调节阳经气血的"总督"

督脉主干行于身后正中线。联系的脏腑器官主要有丹田、下焦、肝、胆、肾、膀胱、心、脑、喉、目。督脉总管一身的阳气，被称为"阳脉之海"，可调节全身的阳气，对于人的生命活动起着重要作用。

督脉上潜伏的疾病

督脉气血异常时，人体主要发生头脑、神志、五官、脊髓及四肢上的疾病。

督脉阳气过盛：颈背腰痛、颈部发硬、烦躁易怒、失眠多梦等。

督脉虚寒：畏寒肢冷、宫寒不孕、走路摇摆不定、头晕目眩、手足震颤、抽搐、麻木及脑卒中、神经衰弱、健忘、精神分裂以及痔疮、脱肛、子宫脱垂等。

经穴歌诀

督脉经穴二十九，起长强止龈交上，
脑病为主次分段，急救热病及肛肠，
尾骨之端是长强，骶管裂孔取腰俞，
十六阳关平髋量，命门十四三悬枢，
十一椎下脊中藏，十椎中枢九筋缩，
七椎之下乃至阳，六灵台五神道穴，
三椎之下身柱藏，陶道一椎之下取，
大椎就在一椎上，哑门入发五分处，
风府一寸宛中当，粗隆上缘寻脑户，
强间户上寸半量，后顶再上一寸半，
百会七寸顶中央，前顶囟会距寸五，
上星入发一寸量，神庭五分入发际，
素髎鼻尖准头乡，水沟人中沟上取，
兑端唇上尖端藏，龈交上唇系带底。
再加眉间印堂穴，督脉二十九穴全。

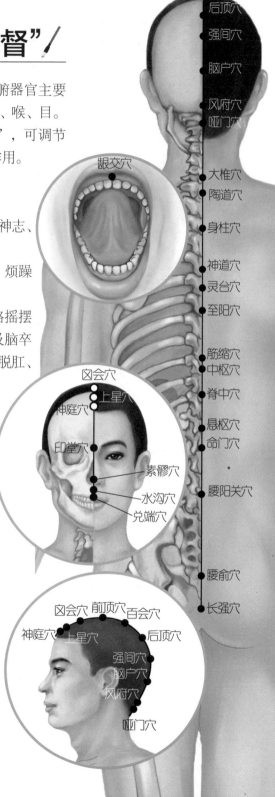

第6课 疾病发生的原因

　　病因，又称病邪、病原、致病因素，是引起人体发生疾病的原因。疾病是人体在一定条件下，由致病因素所引起的有一定表现形式的病理，包括发病形式、病机、发展规律和转归的一种完整的过程。根据疾病的发病途径及形成过程，本课将病因分为外感病因、内伤病因、病理产物形成的病因，以及其他病因四类。

外感所致

　　外感病因，是指由外而入，或从皮毛，或从口鼻，侵入机体，引起外感疾病的致病因素。外感病邪主要包括风邪、寒邪、暑邪、湿邪、燥邪、火邪这六淫以及疠气。

六淫

　　风、寒、暑、湿、燥、火本是自然界中六种气候变化现象，是正常现象，故称它为"六气"。当人体由于某些原因不能适应气候的变化，或气候变化超过了人体所能适应的范围（太过或不及），就成为致病因素了，中医称之为"六淫"。六淫既可以单独侵犯人体，又可以两种以上同时为害，给人体造成损害。六淫邪气不仅可以相互影响，而且在一定的条件下可以互相转化，造成极为"错综复杂"的局势，于是疾病表现出"五花八门"的症状。

　　外感六淫属外感病的致病因素，称之为外邪。内生五邪，则是指脏腑阴阳气血失调所产生的内风、内寒、内湿、内燥、内热（火）五种病理变化。

　　外感六淫与内生五邪虽有区别，又有密切联系。六淫伤人，由表入里，损及脏腑，易致内生五邪之害。内生五邪，脏腑功能失调，则又易感六淫之邪。

疠气

　　疠气是一类具有强烈传染性的病邪。疠气不是由气候变化所形成的致病因素，而是一种病原微生物。疠气经过口、鼻等途径，由外入内，故也属于外感病因。疠气属于疫，如痄腮、流行性感冒、猩红热、白喉、霍乱、鼠疫、艾滋病、禽流感、非典、新冠肺炎等。疠气致病的特点是发病急骤，病情危笃，传染性强，易于流行，一气致一病，症状相似。

　　六淫和疠气均属外感病邪，其性质和致病特点各有不同，但因其所致之病多为火热之候，故常统称为外感热病。

Q 六淫的特点 和致病表现是什么？

六淫致病多与季节气候、居住环境等有关。不同的病邪具有不同的特点和致病表现。

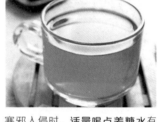

寒邪入侵时，**适量喝点姜糖水**有助于暖身驱寒。

风邪

特点: 性轻扬，善变，为百病之长。

表现: 头晕头痛、头项强痛、口眼歪斜，汗出、恶风；发病急，变化快，来去急速，病程不长；往往被寒、湿、燥、热等邪依附而一同侵袭人体。

日常多注意保护好头和脚，夏天吹空调要适度，可防止寒邪入侵。

寒邪

特点: 以寒冷、凝滞、收引为特征。

表现: 易伤阳而畏寒肢冷、腰脊冷痛、尿清便溏、水肿；易凝滞而致气机阻滞，则胸、脘、腹冷痛或绞痛；寒性收引，可使筋脉收缩拘急作痛、屈伸不利。

湿邪

特点: 性重浊、黏滞、趋下，阻碍气机，易伤阳气。

表现: 胸闷脘痞、肢体困重、呕恶泄泻等，分泌物和排泄物如泪、涕、痰、带下、二便等秽浊不清。

火邪

特点: 炎上，伤津耗气，生风动血。

表现: 致病广泛，发病急暴，易成燎原之势。表现出高热、津亏气少、肝风、出血、神志异常等特征。

暑邪

特点: 为火所化，多夹湿。

表现: 多表现出一系列阳热症状，如高热、心烦、面赤、烦躁等。

燥邪

特点: 易伤肺。

表现: 口、鼻、咽、唇等官窍干燥，皮肤、毛发干枯。

内伤所致

内伤病因，又称内伤，泛指因人的情志或行为不循常度，超过人体自身调节范围，直接伤及脏腑而发病的致病因素，如七情内伤、饮食失宜、劳逸失当等。内伤病因系导致脏腑气血阴阳失调而为病。由内伤病因所引起的疾病称之为内伤病。内伤病因是与外感病因相对而言的，因其病自内而外，非外邪所侵，故称内伤。

七情

七情是指喜、怒、忧、思、悲、恐、惊七种正常的情志活动，是人的精神意识对外界事物的反应。七情是人对客观事物的不同反应，在正常的活动范围内，一般不会使人致病，只有突然强烈或长期持久的情志刺激，超过人体本身的正常生理活动范围，使人体气机紊乱，脏腑阴阳气血失调，才会导致疾病的发生。

人遇到愤恨不平的事件，往往基于正义感，能产生一时性的情绪冲动，气逆上冲，勃然发怒。大怒伤肝。

心情不愉快时往往产生忧愁、懊恼、焦虑、抑郁不乐的表现。过忧伤肺。

凡集中精力，运用智慧，思考问题都属于思的范畴。在正常情况下思维活动是不会引起疾病的。过思伤脾。

喜是心情愉快舒畅的表现。在正常情况下可以使气血通调，营卫流利，有益于身心健康。过喜伤心。

七情

怒　忧　喜　思　悲　惊　恐

惊即突然受到意外的惊吓，如遇险临难，目睹异物，耳闻巨响，精神上突然紧张起来不知所措。

悲是由痛苦、烦恼、伤感所引起的。过分的悲哀能够损伤内脏，危害健康。过悲伤心、肺。

为肾之志，恐即恐惧、害怕的意思，是精神极度紧张引起的。大恐伤肾。

情志	关联脏腑	病机	临床表现
喜	心	啼笑无常的疾病多责之于心，心火旺盛或痰迷心窍	啼笑无常，精神失常而发狂
怒	肝	发怒时血随气逆冲上，血不能养肝，肝失濡养	性情多急躁、易怒、胸胁胀痛、烦躁不安
忧	肺	气机不利，使肺受到损伤	胸闷不舒、食欲缺乏、四肢无力、喜叹息
思	脾	凝思过度也会使气机不畅，气滞而不行，影响脾的健运功能	食欲不振、消化不良，甚至发生呕吐，久而久之则继发气血不足、消瘦乏力、精神萎靡、怔忡健忘
悲	心、肺	上焦闭塞不通，营不能畅行于脉中，卫不能布阳于外而郁结心肺，变生邪火，消耗正气	精神失常、心神不宁，容易患感冒、慢性咳嗽、荨麻疹、斑秃等
恐	肾	肾精不足，气血就不足，不能养心安神，遇到精神刺激时容易产生不必要的疑虑，由疑虑导致恐怖，愈疑愈深，恐则愈来愈甚	有恐惧情绪，常遗精滑泄，严重者会发生二便失禁，甚至发生神志昏乱
惊	心、肾、肝、胆	人受到惊吓时，神气紊乱而散失，心神无所依附	呆滞、昏厥、神志失常

饮食失宜

饮食是人体摄取营养、维持生命活动不可缺少的物质，但饮食失宜又可导致疾病发生。饮食所伤，主要受病之脏腑是肠胃，可导致宿食积滞，或聚湿、生痰、化热，亦可累及其他脏腑而变生他病。另外，大病之后余邪未尽，脾胃功能虚弱，亦可因伤食而复发。

摄食不足

摄食不足，化源缺乏，终致气血衰少。气血不足，则形体消瘦，正气虚弱，抵抗力降低，易于继发其他病证。

吃得过饱

吃太多超过脾胃的消化、吸收功能可导致饮食阻滞，出现脘腹胀满、嗳腐反酸、厌食、吐泻等食伤脾胃之病。如果久食过量，会阻滞肠胃经脉的气血运行，发生下利、便血、痔疮等。过食肥甘厚味，易于化生内热，甚至引起痈疽疮毒等。

饮食偏嗜

五味调和保健康。饮食结构合理，五味调和，寒热适中，无所偏嗜，才能使人体获得各种需要的营养。若饮食偏嗜或膳食结构失调，或饮食过寒过热，可导致阴阳失调，或某些营养元素缺乏而发生疾病。

饮食不洁

饮食不洁，会引起多种胃肠道疾病，出现腹痛、吐泻、痢疾等；或引起寄生虫病，如蛔虫、蛲虫、钩虫等，临床表现为腹痛、嗜食异物、面黄肌瘦等症状。若进食腐败变质有毒食物，可致食物中毒，常出现腹痛、吐泻等。

劳逸失当

劳逸失当包括过度劳累和过度安逸两个方面，其中过度劳累又分为劳力过度、劳神过度、房劳过度。正常的劳动和体育锻炼有助于气血流通，增强体质；必要的休息可以消除疲劳，恢复体力和脑力，不会使人致病。只有比较长时间的过度劳累，或体力劳动，或脑力劳动，或房劳过度，才能成为致病因素而使人发病。过度安逸（完全不劳动又不运动），也会使人气血失调，阴阳失衡。

劳力过度

主要指长期的不当活动和超过体力所能负担的过度劳力。劳力过度会损伤内脏功能，致使脏气虚少，出现少气无力、四肢困倦、懒于言语、精神疲惫、形体消瘦等症状，即所谓"劳则气耗""积劳成疾"。

劳神过度

也指思虑过度。劳神过度可耗伤心血，损伤脾气，出现心悸、健忘、失眠、消瘦、焦虑及纳呆、腹胀、便溏等症状，甚则耗气伤血，使脏腑功能减弱，正气亏虚。

房劳过度

指性生活不加节制，房事过度。正常的性生活一般不损伤身体，但房劳过度会耗伤肾精，可致腰膝酸软、眩晕耳鸣、精神萎靡，或男子遗精滑泄、性功能减退，甚至阳痿。

过逸之患

过逸是指过度安逸，既不劳动，又不运动。人体每天需要适当的活动，气血才能流畅，若长期不劳动，又不从事体育锻炼，易使人体气血不畅，脾胃功能减弱，出现过度肥胖、精神不振、体弱神倦、肢体软弱等。

病理性因素 /

在疾病发生和发展过程中，原因和结果可以相互交替和相互转化。由原始致病因素所引起的后果，可以在一定条件下转化为另一些变化的原因，成为继发性致病因素。痰饮、瘀血、结石都是在疾病发展过程中所形成的病理产物。它们滞留体内而不去，又可成为新的致病因素，作用于机体，引起各种新的病理变化，因其常继发于其他病理过程而产生，故又称"继发性病因"。

痰饮

痰饮是脏腑气化失司，水液代谢障碍所形成的病理产物，属继发性致病因素。痰得阳气煎熬而成，炼液为痰，浓度较大，其质稠黏；饮得阴气凝聚而成，聚水为饮，浓度较小，其质清稀。故有"积水为饮，饮凝为痰"的说法。

痰的形成

痰可分为有形之痰和无形之痰。有形之痰是指视之可见、闻之有声、触之可及的实质性的痰浊和水饮，如咳嗽吐痰、喉中痰鸣等；无形之痰只见其征象，不见其形质，可见痰饮引起的特殊症状和体征，如头晕目眩、神昏谵语等，多以苔腻、脉滑为重要临床特征。中医有"百病多由痰作祟"或"怪病多由痰作祟"之说。

此外，中医还提出了无形之痰的概念，中医所谓的无形之痰不仅包括机体脏腑组织器官形态结构的异常，还与血液、脂代谢、糖代谢、能量代谢等的异常有关。因此，中医学对"痰"的认识，主要是以临床征象为依据来进行分析的，饮则多留积于人体脏腑组织的间隙或疏松部位，并因其所停留的部位不同而名称各异。

致病特点

1. 阻滞气机，阻碍气血：如痰阻于肺，则胸闷、咳嗽、喘促；湿困中焦，则脘腹胀满，恶心呕吐；痰阻经络，则肢体麻木，屈伸不利；痰聚于局部，则生痰核（指皮下肿起如核的结块，不红不肿，不硬不痛，能移动，一般不会化脓溃破）。

2. 致病广泛，变化多端：痰饮在不同的部位可表现出不同的症状，其临床表现可基本归纳为咳、喘、满、肿、悸、痛、眩、呕八大病症。

3. 病势缠绵，病程较长：如咳喘、眩晕、瘰疬、胸痹、癫痫、流注、中风、痰核阴疽等病症皆有此特点。

4. 易扰乱神明：易出现神志失常的病症，如精神不振，失眠易怒，喜笑不休，甚则发狂等病症。

瘀血

"瘀"有血液停留聚积，不能活动的意思。瘀血是指血液在体内不能正常循环运行，使机体某一局部的血液凝聚停滞而形成的一种病理产物。瘀血虽然是已经失去本身生理功能的血液，但是一旦形成后，又会作为一种新的致病因素作用于机体，使气机受阻，阻碍气血的运行，从而导致脏腑的升降出入功能失调，产生新的病证。因此，中医学上把瘀血也看作是一种重要的致病因素。

瘀血的形成

形成瘀血的因素有很多，主要表现在以下几个方面：

1. 外伤致瘀：各种外伤，如跌打损伤，或过度负重，或外伤肌肤，血离经脉，血液停留在体内，不能及时排出或消散，或血液运行不畅，就会导致瘀血的形成。

2. 劳累过度：过劳或过"逸"均会大量损伤人体内的气，气有运行血液的功能，气行则血行，气虚就会导致运血无力，血行迟滞也会导致瘀血。

3. 血寒：血得温则行，得寒则凝。人体内阴寒过盛，就会使血液凝涩，运行不畅，从而导致瘀血。

4. 血热：血与热相互结合，就会促使血液黏滞，导致血液运行不畅，或热灼脉络，血溢于脏腑组织之间，都会有瘀血的产生。

5. 出血：是指体内出血之后，离经之血没能完全排出体外而是在体内积留，就会产生瘀血，这也就是所谓的"离经之血为瘀血"。

瘀血致病的表现有哪些？

1.
疼痛。
一般多疼痛，固定不移，且多有昼轻夜重的特征，病程较长。

2.
肿块。
肿块固定不移，在体表，色青紫或青黄，在体内为症积，较硬或有压痛。

3.
出血。
血色紫暗或夹有瘀块。

4.
面色紫暗，舌有瘀点。
面色紫暗，口唇、爪甲青紫等；舌质紫暗，或舌面有瘀斑、瘀点，舌下络脉发紫等。

结石

结石，是指因为体内湿热浊邪蕴结不散，久经煎熬形成砂石样的病理产物。结石在机体的多个部位都会发生，以肝、胆、肾、膀胱、输尿管、尿道和胃较为常见。一般来说，小的结石，容易排出来；而较大的结石，排出比较困难，多会留滞在体内产生疾病。

结石的形成

饮食失宜、情志内伤、药物服用不当以及其他因素是形成结石的主要原因。

饮食失宜：喜欢食用肥甘厚味以及辛辣味的食物或者嗜酒太过，都会影响脾胃的运化功能，致使湿热在体内蕴生，并且内结于胆，久而久之，就会形成胆结石；湿热向下注入，在下焦蕴结，久而久之就会形成肾结石或者膀胱结石。除此之外，某些地域饮用的水中如果矿物质或杂质超标或异常，也可能是促使结石形成的原因之一。

情志内伤：情欲不遂，肝气郁结，胆的疏泄功能失调，胆内气机不通畅，胆汁排泄受到阻碍致使胆汁郁结，久而久之，郁蒸煎熬而形成结石。

药物服用不当：长时间过量服用某些药物，如磺胺类药物，碱性药物，钙、镁、铋类药物等，机体就会受到损害，各个脏腑组织的升降出入功能失调而形成结石；或者服用的药物及其代谢产物在体内还有残存，与浊物、水湿、热邪相结合，也会诱发结石的形成。

其他因素：外感六淫、过度安逸等，也会导致气机不畅，促使湿热由内而生，形成结石。此外，结石的发生还与年龄、性别、体质和生活习惯密切相关。

结石的致病特点

1.常为阵发性疼痛，或为隐痛、胀痛、绞痛。疼痛部位常固定不移，亦可随结石的移动而有所变化。

2.多发于胆、胃、肝、肾、膀胱等脏腑，也可发生于眼（角膜结石、眼睑结石）、鼻（鼻石）、耳（耳石）、输尿管、尿道等部位。

3.病程较长，轻重不一。

4.阻滞气机，损伤脉络。可见局部胀闷、酸痛等，程度不一，时轻时重，甚则结石损伤脉络而出血。

其他致病因素

在中医病因学中，除了外感病因、七情内伤、病理性因素等以外，还有外伤、寄生虫、毒、胎传等，因其不属外感内伤和病理性因素，故称其为其他致病因素。

外伤

外伤是指因为跌打损伤、烧伤、烫伤、车祸以及虫兽伤等而导致皮肤、肌肉、筋骨、内脏等损伤的因素。如果皮肉受伤，就会出现肿痛、出血、瘀斑等症状；筋骨受伤，就会出现骨折、脱臼等症状；重要脏器受伤或出血过多，就会引起神志昏迷等。

寄生虫

寄生虫寄居于人体内，不仅消耗人的气血、津液等，而且会损伤脏腑，导致疾病的发生。由于感染的途径和寄生虫寄生的部位不同，临床表现也不一样，如钩虫病可引起腹部隐痛、面黄肌瘦等症状；蛔虫病可引起胃脘剧痛、四肢厥冷等症状。

毒

药物之毒

中医认为，"是药三分毒"。药物之所以能治病，就是在于它具有某种有别于其他药物的偏性。中医常常取其偏性以祛邪，调节脏腑功能，恢复阴阳的相对平衡，达到治愈疾病的目的。但不遵医嘱的过度或不当用药，则会导致疾病的产生。

致病性质强烈的外感邪气

邪气亢盛之极可以成毒，如火热之邪可成热毒，寒极可成寒毒。邪气长期蕴结不化而为毒，如湿热之邪长期不解可成湿热毒。六淫中凡是能引起局部乃至全身红肿、痘、化脓等使形体组织器官损伤者，皆为毒邪。

外来之毒

食物毒、动物毒、环境毒（如大气污染、水质异常）等。

内生之毒

凡是来源于体内、人体不需要的，以及有害于健康的物质都可称为内生之毒。比如粪毒、尿毒、湿毒等。

追本溯源，原来是人体自身出了问题

尽管疾病的种类繁多，临床征象千变万化，各种疾病、各个症状都有其各自的机制，但从人自身来说，不外乎是因阴阳失调，邪正盛衰，精、气、血失常，津液代谢失常，内生五邪等导致的。

阴阳失调

阴阳失调是指机体在疾病的发生发展过程中，由于各种致病因素的影响，导致机体的阴阳消长失去相对的平衡，从而形成阴阳偏盛、偏衰，或阴不制阳、阳不制阴的病理状态。因此，阴阳失调是中医学的基本病机之一，是人体阴精、阳气等各种生理性矛盾和关系遭到破坏的概括，是疾病发生、发展的内在根据。

阴阳失调病机是以阴阳的属性，阴和阳之间所存在的相互制约、相互消长、互根互用和相互转化的理论，来阐释、分析、综合机体一切病理现象的机理。阴阳失调的各种病机会随着病情的进退和邪正的盛衰等情况的变化而变化，因此，必须随时观察和掌握阴阳失调病机的不同变化，方能把握住疾病发生、发展的本质。

邪正盛衰

邪正盛衰，是指在疾病发生发展过程中，机体的抗病能力与致病邪气之间相互斗争所发生的盛衰变化。邪正斗争，不仅关系着疾病的发生、发展和转归，而且也影响着病证的虚实变化。所以，邪正斗争是疾病病理变化的基本过程。

在疾病的发展变化过程中，正气和邪气的力量对比不是固定不变的，而是在正邪的斗争过程中，不断地发生着消长盛衰的变化，随着体内邪正的消长盛衰而形成了病机的虚实变化。

疾病虚与实的变化

虚与实，体现了人体正气与病邪相互对抗消长运动形式的变化，"邪气盛则实，精气（正气）夺则虚"，致病因素作用于人体之后，在疾病的发展过程中，邪正是互为消长的，正盛则邪退，邪盛则正衰。随着邪正的消长，疾病就反映出两种不同的本质，即虚与实的变化。

精、气、血失常

　　精、气、血失常，是指在疾病过程中，精、气、血的生成、代谢和功能异常，以及它们之间互根互用关系失调的病理变化。精、气、血的充足和运行协调，是脏腑、经络等组织器官进行生理活动的物质基础。如果因某些致病因素的影响，导致精、气、血的失常，必然会影响到机体的生理功能，导致疾病发生。但是精、气、血又必须依赖脏腑生理功能活动来维持其正常运行，因此脏腑生理功能异常也会影响到精、气、血代谢失调而导致一系列病理变化。

津液代谢失常

　　津液代谢失常，即津液的生成、输布、排泄失常，主要有两个方面：一是津液的生成不足，或耗散和排泄过多，出现津液不足的病理状态；二是津液的输布排泄障碍，出现湿浊困阻、痰饮凝聚、水液潴留的病理变化。

内生五邪包括哪五邪？

1.
风气内动。
又称"内风"，是指在疾病发展过程中，体内阳气亢逆变动形成的。由于与肝的关系密切，故又称之为肝风内动或肝风。

2.
寒从中生。
又称"内寒"，是指机体阳气虚衰，温煦气化功能减退，虚寒内生，或阴寒之邪弥漫的病理状态，多与脾、肾等脏阳气虚衰有关。

3.
湿浊内生。
又称"内湿""脾虚生湿"，主要是指由于脾运化水液功能障碍，导致水湿痰饮内生、蓄积停滞的病理状态。

5.
火热内生。
又称"内火""内热"，是指机体阳盛有余，或阴虚阳亢，或气血郁滞，或病邪郁结而产生的火热内扰，机能亢奋的病理状态。

4.
津伤化燥。
又称"内燥"，是指机体津液不足，组织器官和孔窍失其濡润出现干燥枯涩的病理状态。

望闻
问切

四诊
合参

八纲
辨证

脏腑
辨证

病性
辨证

辨别
疾病

第二章

诊断入门：
望、闻、问、切辨别疾病

　　望、闻、问、切是中医诊病的四大法宝，利用这四种方法可以观察疾病、了解疾病。这四种基本方法中的每一种虽各有其独特的作用和意义，但彼此又是互相联系的，不能单一地运用某一种诊法去判断疾病。所以在临床上四诊必须结合运用，综合分析，才能正确全面地了解病情、确定疾病，才能对疾病的治疗做出正确的指导。

第7课　四诊，中医学"四大法器"

中医学上的四诊，也就是我们平常所说的望、闻、问、切四种基本方法，不仅是中医诊察疾病的常用方法，更是中医学具有特色的"四大法器"。

望诊

望面色知健康

望诊，主要是指医者运用自己直观的视觉，有目的地观察患者全身或局部的一切可见征象及其排出物的变化，以了解病情的方法。望诊在中医诊断学中占有特殊的地位。古人说"望而知之谓之神"。有经验的医生，能够通过对人体体表的观察，推断整个机体的健康状态和病变情况。望诊包含的内容有很多，主要包括观察人的形体、面色、舌体、皮肤、五官九窍等。

什么是望色

望色，又叫作"色诊"，是通过观察患者面部皮肤的色泽变化来诊察病情的方法。面部色泽是脏腑气血的外荣，所谓"心主血脉，其华在面"。《黄帝内经·灵枢·邪气脏腑病形》中曰："十二经脉，三百六十五络，其血气皆上于面而走空窍。"这说明人体内脏功能和气血状况在面部有相应表现，可以通过对面部各种状况的观察，来了解人体的健康状态和病情变化。

面色包括常色与病色

常色，就是人体在正常生理状态时面部皮肤的色泽。常色的特征是光明润泽、含蓄不露。面部皮肤光明润泽，是有神气的表现，显示人体精神旺，精、气、血、津液充盈，脏腑功能正常。含蓄不露是指面色红黄隐隐，含于皮肤之内，而不特别显露，是胃气充足、精气内含而不外泄的表现。

面色由于体质禀赋、季节、气候、环境等的不同而有差异。常色又可分为主色和客色两种：主色又称正色，为人生来就有的基本肤色，属个体素质，终生基本不变。但由于种族、禀赋的原因，主色也有偏赤、白、青、黄、黑的差异。例如，我国多数民族属于黄色人种，其主色的特点是红黄隐隐，明润含蓄。客色是指因季节、气候不同或工作、生活条件的变化而发生正常变化的面色、肤色。因为客色仍然具有明润、含蓄的特征，所以依然属于常色的范围。人与自然息息相关，随着季节、气温、时辰的变化，面色也可发生相应的变化。如春天面色稍青，夏天面色稍红，长夏面色稍黄，秋天面色稍白，冬天面色稍黑。

Q 什么是病色？
Q 具体有哪些表现？

病色指疾病反映在色泽上的变化，诊断上以面部色泽为主。根据疾病不同，面部呈现出的颜色也不同。常见的病色有青色、赤色、黑色、白色、黄色等。

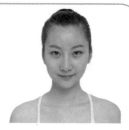

正常人的面色是面部皮肤光明润泽。

青色

病证： 主寒证、痛证、瘀血证及惊风证。

症状： 多是由于气血不通，经脉痹阻所致。主寒证、痛证、瘀证：常见面色青白、青紫或青黑晦暗，并且多伴有疼痛感。主惊风：小儿眉间、鼻柱、口唇四周会出现青灰色，亦可见于高热抽搐患儿。

注意将患者的面色与正常人群的常色相比较加以判断。

赤色

病证： 主热证，又见虚阳上浮之证。

症状： 多由热盛引起血液充盈脉络所致。面色红赤或满面通红，这是热证的主要表现。面色苍白却突然出现泛红如妆的样子，这是虚阳上浮的主要表现，多见于久病或重病者，属于危重证候。

白色

病证： 主气血虚、阳虚证或失血证。

症状： 多由阳气虚弱，气血运行无力或失血耗气、气血不足所致。面色淡白无华，唇舌色淡，是血虚证或失血证的体现；面色㿠白，是阳虚证的体现；面色苍白，是阳气暴脱或阴寒内盛的体现。

黑色

病证： 主肾虚证、寒证、瘀血证等。

症状： 多由肾阳虚致使水分在体内过多停留，造成寒水阴邪过盛所致。面黑而干焦，是肾阳虚的表现；眼眶周围发黑，多是肾虚水饮或寒湿带下的表现；面色黧黑、肌肤甲错，多是瘀血的表现。

黄色

病证： 主湿热证、寒湿证等。

症状： 多由脾虚不能化生气血或水湿内盛，使脾不能运化所致。脾胃气虚导致气血不足，可出现面色淡黄、枯槁无华的症状；脾失健运，水湿泛溢肌肤，会出现面色黄而虚浮的症状；湿热熏蒸，胆汁外溢，会出现面黄鲜明如橘皮色的症状；寒湿郁阻，气血不荣，会出现面黄晦暗如烟熏色的症状。

望神知健康

神是生命的主宰，有广义和狭义之分。广义上的神，也就是我们通常所说的神气，是人体一切生命活动的外在表现，往往反映了人体脏腑功能的状况；狭义上的神指神志，包括人的精神、意识、思维和情志活动。《黄帝内经·素问·移精变气论篇》曰："得神者昌，失神者亡。"这充分说明了神对人体的重要性。中医望神，望的是全身的总体状况，其中包括神志的望诊，以了解生命的整体状况，有利于判断病情。

望神的原理

神以精气为物质基础，精、气、神是人体的三宝，精是指物质，气是指功能，神是指信息、意识。中医认为，精气充足，说明这个人的物质、气血充足，阴阳平衡，脏腑功能正常，这个人身体就是健康的。健康的人，他的神自然就旺盛，抗病力也就强。一个人整个物质情况怎么样，从他整个全身的神色形态一看，就可以看出来。如果一个人精气亏虚，物质不足，机能减退，他的神就不足。所以，通过望神的盛衰，可以了解人体内精气的盛衰。通过判断神的多少、有无，可以判断病情的轻重，这就是望神的原理。

望神的主要内容

神具体反映在人的目光、面色、表情、神志、言语、体态等方面，这是望神的主要内容。其中，人的面部色泽、精神意识及眼神是望神的重点，尤其是诊察眼神的变化。另外，神的状态还能够直接反映机体精气、血和津液的盈亏以及脏腑功能的盛衰，这对于判断疾病的轻重预后有重要的意义。

临床上，一般把神分为五类，包含得神、少神、失神、假神和神乱。

得神

得神又叫作有神，是神气充足的表现。神志清楚、思维敏捷、言语清晰、目光明亮、精神焕发、面色荣润含蓄、表情自然、动作灵活、体态自如、呼吸平稳、肌肉结实等，这都是得神的具体体现。得神表明机体精气充足，身体健康没有疾病，即使有病，也说明病情较轻，脏腑正气未伤，疾病预后一般良好。

Q 什么是不健康的神态?
Q 分别有哪些表现?

正常人的神态是得神，少神、失神、假神和神乱都属于不健康的神态，一起来看看这些神态有哪些表现? 又预示着怎样的身体状况?

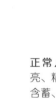
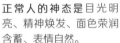

正常人的神态是目光明亮、精神焕发、面色荣润含蓄、表情自然。

了解不健康神态的症状表现以及病因病机，有助于了解和判断自身健康状况。

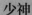

少神

症状表现: 少神又叫作神气不足，是轻度失神的表现。精神不振、思维迟钝、健忘、目光呆滞、声低懒言、倦怠嗜睡、少气乏力、动作迟缓等都是少神的表现。

证候分析: 少神表明机体精气不足，或正气轻度受损，脏腑功能减退，多见于气血阴阳虚弱类的病证，比如气虚、血虚、阴虚等。

假神

症状表现: 假神是久病、重病之人，出现精神暂时好转的虚假现象。病人本已失神，不能言语，突然精神转佳，目光转亮，言语不休或躁动不安；或数日不能进食，突然想吃东西；或本来面色苍白，晦暗无泽，突然两颧泛红如妆等，这都是假神的具体体现。

证候分析: 假神表明机体内脏腑精气极度衰竭，阴不敛阳，虚阳外越，阴阳即将离决，病情已经到了严重程度，多见于临终之前。古人常把假神比喻成"残灯复明"或"回光返照"。

失神

症状表现: 失神又叫作"无神"，是神气衰败的表现。精神萎靡、意识模糊、昏昏欲睡、声低气怯、语无伦次、表情淡漠呆板等都是失神的表现。

证候分析: 失神表明机体内精气大伤，脏腑功能衰竭。病至如此，说明病情严重，预后不良。

神乱

症状表现: 神乱又叫作神志错乱，是精神意识失常的表现，也属失神的范畴。具体表现为焦虑恐惧、淡漠呆滞、狂躁不安等。

证候分析: 多见于癫、狂、痴、躁等病人。这里需要说明的是，神乱与失神不同。失神，主要是神志昏迷下的一种表现，表明病情严重。神乱以神志错乱为主要表现，多反复发作，缓解时就如同常人一般。神志错乱所表现出的症状是诊病的主要依据。

望头面知健康

根据中医藏象学说，人体内在的脏腑各与外在的五官九窍相连，五官九窍通过十二经脉，与人体脏腑、气血密切相关。因此，通过观察头面部就可以体察脏腑、气血、肌肉、经络等的变化，了解正气的盛衰及邪气的深浅，进而可推测病情的进退顺逆，确定其预后。而望头面部主要是望头发的色泽、头部的形态、面部的外形。

望头发

头发的生长与肾气和精血的盛衰关系密切，故望头发可以诊察肾气的强弱和精血的盛衰。正常人的头发色黑润泽浓密，是肾气充盛、精血充足的表现。

如果头发细而稀疏，干枯无光泽，并且头发容易脱落，多为肾气亏虚、精血不足所致。如果头发突然片状脱落，显露圆形或椭圆形光亮头皮，叫作"斑秃"，俗称"鬼剃头"，一般是血虚受风所致，也可能是由于精神因素而导致。

望头形

头形	证候分析
大人头形过大	可因脑积水引起
小儿头形过大或过小，同时伴有智力低下者	多因先天不足、肾精亏虚引起
头摇不能自主者	无论大人或小儿，皆为肝风内动之兆
小儿囟门凹陷	称为囟陷，是津液损伤、脑髓不足之虚证
小儿囟门高突	称自填，多为热邪亢盛，见于脑髓有病者
小儿囟门迟迟不能闭合	称为解颅，是肾气不足、发育不良的表现

望面部

面部的神色望诊，之前已经详细介绍过了，这里专门介绍一下面部的外形变化。

面形变化	证候分析
面肿	多见于水肿病
腮部一侧或两侧突然肿起，逐渐胀大，并且疼痛拒按，多兼咽喉肿痛或伴耳聋	多属温毒，见于痄腮
面部口眼歪斜	多属中风
面呈惊恐貌	多见于小儿惊风，或狂犬病
面呈苦笑貌	见于破伤风患者

望皮肤知健康

皮肤覆盖于人体表面，皮肤表面有毛发、汗孔等附属物，能防止外邪入侵，调节人体津液代谢和体温，因此望皮肤也可以知健康。

望色泽

皮肤色泽亦可见五色，五色诊亦适用于皮肤望诊，常见而又有特殊意义者，为发赤、发黄、发白。

皮肤发赤：皮肤忽然变红，如染脂涂丹，称为丹毒，可发于全身任何部位，初起鲜红如云片，往往游走不定，甚者遍布全身。丹毒多因心火偏旺，又遇风热邪毒所致。

皮肤发黄：皮肤、面目、指（趾）甲皆黄，是黄疸病，分阳黄、阴黄两大类。阳黄，黄色鲜明如橘子色，多因脾胃或肝胆湿热所致；阴黄，黄色晦暗如烟熏，多因脾胃为寒湿所困。

皮肤发白：失血过多及血虚者，常见皮肤苍白。受寒也会导致皮肤苍白，特别是四肢末梢变白发凉。

望肤质

皮肤浮肿，有压痕，多属水湿泛溢皮肤所致；皮肤干瘪枯燥，多为津液耗伤或精血亏损所致。

皮肤干燥粗糙，状如鳞甲，称为肌肤甲错，多因瘀血阻滞、肌失所养而致。

皮肤起疱，形似豆粒，称为豆疮。常伴有外感证候，包括天花、水痘等病。

皮肤上有斑，斑色红，点大成片，称为斑疹。疹形如粟粒，色红而高起，摸之碍手，按病因不同可分为麻疹、风疹、瘾疹等。

麻疹、风疹、瘾疹分别有什么特征？

1. 麻疹。
表现为出疹前，先有发热恶寒，咳嗽喷嚏，鼻流清涕，发热3~4天后疹点出现于皮肤，从头面到胸腹、四肢，色如桃红，形如麻粒，小而稀疏，抚之碍手，逐渐稠密。

2. 风疹。
初期类似感冒，颈部及枕部淋巴结肿大。发热1~2天后皮肤出现淡红色的皮疹，瘙痒不已，因皮疹细小如沙，故又称"风痧"。

3. 瘾疹。
又名荨麻疹，表现为皮肤忽然出现大小不同、形状不一、边界清楚的红色或苍白色风团，伴有剧烈的瘙痒，抓挠后丘疹增大增多，发无定处，骤起骤退，退后不留痕迹。

望五官知健康

　　望五官是对目、鼻、耳、唇、口、齿龈、咽喉等头部器官的望诊。诊察五官的异常变化，可以了解脏腑的病变。

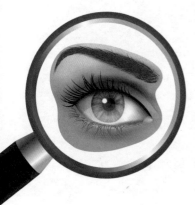

望目

　　目，也就是指眼睛，眼睛不仅是人类心灵的窗户，而且是人体内脏的外镜。五脏六腑的精气都上注于目，因此，目与五脏六腑都有联系。古人将目的不同部位分属于五脏：整个眼睛内眼角和外眼角属心，叫作"血轮"；白睛属肺，叫作"气轮"；黑睛属肝，叫作"风轮"；瞳孔属肾，叫作"水轮"；眼睑属脾，叫作"肉轮"。根据五轮变化可以诊察相应脏腑的病变，这就是所谓的"五轮"学说。望目时应重点观察眼神、色泽、形态和动态的异常改变。

目形

　　目窠微肿，状如卧蚕，是水肿初起；老年人下睑浮肿，多为肾气虚衰；目窝凹陷，是阴液耗损之征，或因精气衰竭所致；眼球空起而喘为肺胀；眼突而颈肿则为瘿肿。

🔍 不同的眼睛色泽预示着不同的病况

　　眼角颜色发红，多为心火；白睛发红，多为肺火或外感风热；整个眼睛发红且有肿胀感，多为肝经风热；眼胞红肿湿烂，多为脾火。另外，白睛发黄，是黄疸的标志；目眦淡白，是血液亏虚的征象；目胞色黑晦暗，多是肾虚、水寒内盛的征象。

望眼神

望目最重要的就是望眼神，要观察两眼是否有神，所谓"人之神气，栖于二目"。目光明亮、精采内含、顾盼灵活、视物清晰者，都是目有神的具体体现。这就表明脏腑精气充沛，正气旺盛，身体健康，或者即使有病，病情也较轻，一般预后效果良好。目光晦暗呆滞，或浮光外露、顾盼迟钝、视物昏暗不清，都是目无神的体现，这就表明脏腑精气亏虚，正气虚衰，大多属于重病，而且难以治疗并且预后效果较差。

望动态

望动态指的是观察眼睛的动静变化。黑睛斜向一侧，横目斜视，属肝风内动先兆或痉厥证；双目上视前方不能转动，多属阴血亏损或痰迷心窍；瞳孔缩小，多属肝胆火炽所致，也可见于药物中毒；瞳孔散大，多属肾精耗竭，是病危证候，但亦可见于肝胆风火上扰或外伤、药物中毒等。如果是一侧瞳孔逐渐散大，可见于中风或颅脑外伤病人。

不同的眼睛形态预示着什么病况?

1.
目胞水肿。
水肿的常见表现，多属脾虚湿盛。

2.
眼窝凹陷。
亡阴脱液或五脏精气衰竭的征象，表明病情严重且难以治愈。

3.
眼球突出，并伴有颈前微肿。
多为瘿病（即甲状腺肿），以颈前喉结两旁结块肿大为基本临床特征。

4.
喘而眼睛突起。
多为肺胀，是指多种慢性肺系疾患反复发作，从而导致肺气胀满、不能敛降的一类病证。

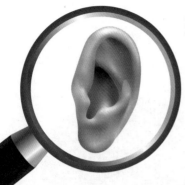

望耳

　　望耳，主要是指通过观察耳部变化，以测知疾病的方法。中医学认为，耳为肾之窍，且耳是"宗脉之所聚"的部位，人体各脏腑、各部位在耳部都有集中的反应点。因此，望耳可以诊察肾和全身的病变。望耳主要是观察耳的色泽、形态及耳郭、耳道的变化等。

耳郭可反映脏腑病变

　　耳郭上的一些特定部位与全身各部有一定的联系。当身体某部位有了病变时，在耳郭的某些相应部位就可能出现充血、变色、丘疹、水疱、脱屑、糜烂或明显压痛等病理改变，可供诊断时参考。

耳之色泽

　　耳郭淡白，无血色，多属气血亏虚，多见于贫血、失血证及慢性消耗性疾病；耳郭颜色呈鲜红或暗红色，并伴有红肿疼痛，多为肝胆湿热或热毒上攻；耳郭色青发黑，可见于久病有瘀血或有剧痛的患者等。

耳之形态

　　耳郭厚大而润泽，是肾气充足的表现；耳郭瘦小而干枯，多为先天肾气不足的表现；耳郭萎缩瘦干而色暗红，多属肾精亏损或肾阴耗竭；耳郭肿起，多由邪毒壅盛所致；耳轮皮肤甲错，粗糙如鳞状，可见于血瘀日久的病人等。

耳内病变

　　耳内流脓，或者是耳道内肿痛，伴有耳郭牵拉疼痛，为耳道疖肿。两者都是因为肝胆湿热蕴结所致。如果病程较长，日久不愈，则为慢性中耳炎。

耳朵之阳性反应物

　　如果耳朵局部有结节状或条索状隆起、点状凹陷，多见于慢性增生性病变，如颈椎病等。耳朵局部血管过于充盈、扩张，可见到条段样改变，常见于关节病、支气管扩张等。

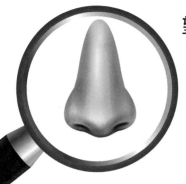

望鼻

　　肺气通于鼻，鼻是呼吸的通道，且足阳明胃经分布于鼻旁。因此，望鼻可以察知肺、脾胃等脏腑的病变。望鼻，主要就是观察鼻的色泽、形态以及分泌物的变化。

鼻之色泽

　　鼻头发青，为虚寒或腹痛，多因寒凝血滞所致；儿童山根（鼻根）色青，多为消化不良所致；鼻色发黄，多为里有湿热；鼻色发白，多见于急性大出血、脱血夺气，或气血两虚病人；鼻色发红，可见于脾肺蕴热，或鼻部皮肤过敏；鼻色发黑，多为肾阳虚衰，寒水内停；鼻孔干燥而色黑如烟熏，多因高热日久，热毒上熏所致。

鼻之肤质

　　鼻头枯槁，是脾胃虚弱，胃气不能上荣之候；鼻孔干燥，为阴虚内热，或燥邪犯肺；鼻孔干燥、流鼻血，多因天气干燥致鼻黏膜破裂或阳亢于上所致。

鼻之形态

　　鼻头或鼻翼部生红色粉刺，多因肺和脾胃湿热，热入血分所致；鼻头红肿生疮，如酒糟鼻，多属肺胃积热或血热；喘而鼻翼扇动，是肺气失宣，呼吸困难的表现，多见于热邪蕴肺、哮病、喘病等。

鼻之分泌物

　　①鼻流清涕，多属外感风寒，如果经常流清涕，而且反复的鼻痒、鼻塞，总是打喷嚏，那可能是鼻鼽，西医称过敏性鼻炎或变应性鼻炎，多为肺虚卫表不固，风寒乘虚侵犯所致。②鼻流浊涕，多为外感风热，如果鼻子长期流脓涕，流出来的涕甚至还有腥臭味，叫作鼻渊，西医称鼻窦炎，为外感风热或胆经蕴热上攻于鼻所致。③涕黄质黏量少，或偶有血丝，叫作鼻衄，多因肺、胃、肝蕴热，燥热灼伤鼻络所致。

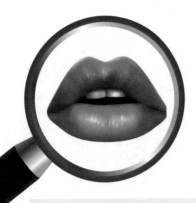

望口与唇

　　口是饮食的通道，脾开窍于口，其华在唇，手足阳明经脉环绕口唇，因此，望口与唇的变化，可以诊察脾、胃及肠道病变。望口唇主要是观察其色泽和形态、动态的变化。

色泽

　　正常人唇色红润，是胃气充足、气血调匀的表现。

　　唇色淡白，多属血虚或失血，是血少不能上充于唇络所致。

　　唇色深红，多属热盛，是因热而唇部络脉扩张，血液充盈所致。

　　嘴唇红肿而干，多是热伤津液或热入营血所致，属于实热证。

　　口唇樱桃红色，多见于煤气中毒。

　　口唇青紫，多属血瘀证，可见于心气、心阳虚衰或严重呼吸困难的病人。

　　口唇青黑，是肾气将绝或水气内停所致。

　　小儿口唇发黄，多为脾胃虚弱，消化不良。

　　小儿口唇发青，多为惊风的先兆。

形态

口唇形态	证候分析
口唇干裂	多因燥热伤津或阴虚液亏所致
口唇糜烂	多因脾胃湿热上蒸或食积生热所致
口角流涎	见于小儿多属脾虚湿盛，见于成人多为中风后遗症
唇内溃烂，局部灼痛	叫作"口疮"，多为虚火上炎所致
小儿口腔布白斑	叫作"鹅口疮"，多因湿热秽浊之气上蒸于口所致

动态

　　正常人的口唇可随意开合，动作协调统一。如果发生病变，如口开而不闭，属于虚证；口闭不开，牙关紧闭，属于实证，多因肝风内动、筋脉拘急所致；口唇哆嗦，多为阳衰阴盛或邪正剧争所致；口角歪斜，多为风痰阻络所致。

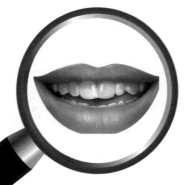

望齿与龈

肾主骨，齿为骨之余，龈为胃之络，是手足阳明经分布的地方，齿和龈通过诸多经脉的运行，与内脏保持密切的联系。因此，望齿与龈的变化，可诊察肾、胃的病变以及津液的盈亏状况。

齿的变化

如果牙齿黄垢，多因胃浊熏蒸所致，或见于"四环素牙"；牙齿松动稀疏，甚至脱落残缺，齿根外露，多因肾虚或虚火上炎所致；牙关紧闭，多属肝风内动；牙齿有腐洞，多为"龋齿"；入睡中咬牙作响，醒后自然停止，是为"磨牙"，多因胃热，或虫积，或胃有积滞所致。

龈的变化

如果牙龈淡白，多属血虚或失血，龈络失充所致。

牙龈红肿热痛，并且伴有齿龈出血的症状，属于实证，多因胃火亢盛所致。

牙龈色淡，龈肉萎缩，多属肾虚或肾阴不足。

牙龈不红不痛微肿者，属脾虚血失统摄，或肾阴亏虚、虚火上炎所致。

望咽喉

咽喉是肺、胃的门户，是呼吸、进食必经的通道。因此，望咽喉主要可以诊察肺、胃、脾、肾的病变，观察时应注意其色泽、形态和分泌物等。

咽喉状况	证候分析
咽喉淡红润泽，不痛不肿，呼吸通畅	正常人咽喉
咽部深红、肿痛明显	属实热证，多由肺胃热毒壅盛所致
咽喉长期疼痛，且咽部色红娇嫩	属阴虚证，多由肾阴亏虚、虚火上炎所致
咽喉颜色发红，干燥且疼痛	多因热伤肺津所致
咽喉红肿溃烂	多因热毒蕴结所致
咽喉淡红漫肿	多属痰湿凝聚

望舌知健康

望舌诊病是中医诊病的重要内容，古人云"舌为心之苗"，又说"舌为胃之镜"，可见舌诊的重要性。舌诊，是通过观察舌象的变化，了解机体生理功能和病理情况的诊察方法。它是经过长期的医疗实践而逐渐形成和发展起来的，是中医学独特的诊法之一。

舌诊的原理

舌与经络：舌体通过经络与体内脏腑和体表组织保持密切的联系。当病邪侵犯人体，使生理功能异常时，多种疾病信号可能会传递到舌体，并在舌上出现各种变化。因此，观察舌象可以了解人体内部的病情变化。

舌与脏腑：脏腑功能和病变反映在舌面上的一般分布规律是：舌尖对应于心、肺；舌中对应于脾、胃；舌边对应于肝、胆；舌根对应于肾和人体下腹部其他脏腑组织（中医统称为下焦）。此外，舌下的脉络在循环功能发生障碍时，变化非常明显。可见，脏腑、气血的异常皆会反映在舌象上。

舌与精、气、血、津液：舌与精、气、血、津液的关系，是建立在舌与经络、脏腑关系的基础之上的。舌依赖经络、脏腑的正常生理活动为之提供精、气、血、津液等营养物质；精、气、血、津液的分布、贮藏、代谢运行于舌与脏腑当中，支撑着它们各自的功能活动，并使它们之间能够密切配合，相互协调，共同完成人体的各种生理活动。因此，脏腑功能的好坏，可从精、气、血、津液的生成、运行、输布、贮藏和代谢状况等方面来判断，无论上营于舌，还是失营于舌，都可在舌头上得到反映。

望舌色

舌色，也就是舌体的颜色。常见的舌色有淡红舌、淡白舌、红舌、绛舌、青紫舌等。其中，淡红舌是正常的舌色，淡白舌、红舌、绛舌、青紫舌等都是病色舌。

淡红舌

淡红舌就是指舌体颜色淡红润泽、白中透红，是脏腑功能正常、气血调和、心气充足、胃气充盛的表现。常见于正常人，或者外感病初起，病情较轻，没有损伤气血与内脏，也没有严重的瘀滞，因此在舌象上仍表现为淡红舌。

Q 病色舌有哪些？
分别有哪些表现？

淡白舌、红舌、绛舌、青舌、紫舌等都是病色舌。不同的舌色预示着不同的健康状况。平时多关注自己的舌色，对于判断自身健康状况具有参考意义。

正常人的舌头颜色是淡红色的，白中透红。

淡白舌

症状表现：舌色较淡红，色浅淡，甚至全无血色，称为淡白舌。

证候分析：由于阳能生化阴血的动能减退，推动血液运行之力亦减，以致血液不能营运于舌中，故舌色浅淡而白。所以，淡白舌主虚寒或气血双亏。

了解并掌握病色舌的表现，对照自己的舌色可以大致判断自身健康，能尽早介入进行调理。

红舌

症状表现：舌色鲜红，较淡红舌深，称为红舌。舌乳头增大发红似草莓样，称"草莓舌"。

证候分析：因热盛致气血沸涌，舌体脉络充盈，则舌色鲜红，故主热证。可见于实证或虚热证。草莓舌多见于缺锌或猩红热患者。

绛舌

症状表现：绛为深红色，较红舌颜色更深浓之舌，称为绛舌。舌面无苔而呈绛红色，如生牛肉状，称"牛肉舌"。

证候分析：主病有外感与内伤之分，如果感冒时出现绛舌，表示热进入到血脉中；如果内伤病中出现绛舌，表示阴虚火旺。牛肉舌见于糙皮病。

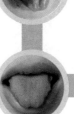

紫舌

症状表现：舌色淡紫或紫暗而湿润。

证候分析：紫舌由血液运行不畅，瘀滞所致。热盛伤津，气血壅滞，多表现为绛紫而干枯少津；寒凝血瘀或阳虚生寒，多表现为舌淡紫或青紫湿润。

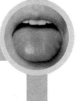

青舌

症状表现：舌色如皮肤暴露之青筋，全无红色，称为青舌。

证候分析：古书形容青舌如水牛之舌，由于阴寒邪盛，阳气郁而不宣，血液凝而瘀滞所致。青舌主寒凝阳郁，或阳虚寒凝，或内有瘀血。

望舌形

舌形是指舌质的形状，观望舌形是指观察舌体性状的异常变化以诊察疾病的方法。不同的舌形预示着不同的健康状况。所以，观察舌形的异常改变对于辨别脏腑气血的盛衰、疾病的寒热虚实，都有非常重要的意义。另外，还有部分舌形的变化，如舌菌、舌疮、重舌等，一般归属于舌体的局部病变范畴。

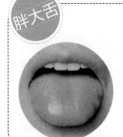

症状表现：舌体比正常舌头大而厚，伸舌满口，舌肌迟缓。还要注意观察舌头的颜色、舌苔以及舌面是否有红点等。

证候分析：胖大舌主要由水湿、痰饮阻滞所致。若舌淡白胖嫩，舌苔水滑，属脾肾阳虚，津液不化，以致积水停饮；若舌淡红或红而胖大，伴黄腻苔，多是脾胃湿热与痰浊相搏，湿热痰饮上溢所致。

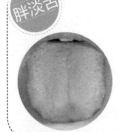

症状表现：舌体颜色较平常舌颜色淡，舌体较正常舌大，伸舌满口，舌苔薄白，有时舌体两边会有齿痕。

证候分析：胖淡舌是阳气虚弱、水湿内停的表现，多由脾肾阳虚、湿浊内阻所致。人体内阳气虚弱，温煦、推动的功能受到影响，水液的输布功能减弱，造成舌组织黏膜水肿，血色难以显露，以致舌体胖大而色淡白。

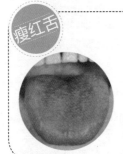

症状表现：舌体较正常舌扁薄而瘦小、色红。

证候分析：瘦红舌主要是由气阴两虚或阴虚火旺造成的。热邪侵袭机体，身热日久不退，热则血流加速，而舌色鲜红；热久则津液损伤，营养被耗，机体组织供养不足，而致舌肌和舌黏膜萎缩，舌体亦随之瘦薄。也有部分患者是因各种慢性消耗性疾病，导致体内营养物质过度耗伤，从而出现此舌象。

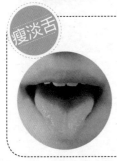

症状表现：舌色较平常舌颜色淡白，无血色，舌体比平常舌薄，舌体瘦小。

证候分析：瘦淡舌是气血两虚的表现，主要与营养不良有关。瘦淡舌常见于慢性非炎症性的疾患，如胃及十二指肠溃疡，慢性胃炎，慢性出血性疾病引起的贫血症、代谢障碍等症状。瘦淡舌上如有明显的苔垢，大多伴有轻度感冒或者消化不良。

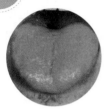

症状表现： 舌体柔软，舌质纹理细腻，舌面光洁滋润，好像幼儿皮肤一样浮胖娇嫩。

证候分析： 嫩舌是体质虚弱的一种表现。内脏功能衰弱、营养代谢功能低下、机体抵抗能力差或者体质虚弱的亚健康人群经常出现这种舌象。还可见于长期慢性疾病缠身，或患急性感染性疾病后，元气大伤，一时间尚未恢复的患者。

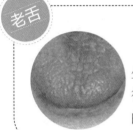

症状表现： 舌体坚敛苍老，舌质纹理粗糙，舌色较暗。

证候分析： 老舌大多出现在突然发病或热势较甚的病症发生时，即病邪侵袭人体，机体抵抗力较强，机体的免疫系统、循环系统以及代谢功能受到刺激后被调动起来，与病邪进行激烈的抗争，多主实证，区分关键看脉象，有力者为实，无力者为虚。

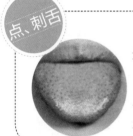

症状表现： 舌面红点是由舌乳头充血肿大而凸显出来的，这种舌叫作点、刺舌。

证候分析： 舌有红点表示热盛，舌尖有红点、芒刺，为心火亢盛；舌中有红点、芒刺，为胃肠热极；舌两边有红点、芒刺，多为肝胆火旺。

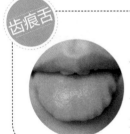

症状表现： 舌体边缘有牙齿压迫的痕迹。舌头的大小、肿胀程度以及舌苔颜色因个人身体情况不同而出现不一样的状况。

证候分析： 这种舌象舌头质地柔软，说明身体阳气虚，体能有所衰退。如果舌头胖大，表明体内水湿较重。如果在胃肠功能虚弱时出现这种舌象，要警惕肠胃炎等疾病的发生。

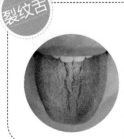

症状表现： 舌面上有裂沟，而裂沟中无舌苔覆盖叫作裂纹舌。

证候分析： 裂纹舌主阴血亏虚。舌淡白而有裂纹者，多为血虚不润；舌绛红而干，有裂纹者，为热盛伤津。出现裂纹的原因：除先天因素外，一是精血亏损，津液耗伤，舌体失养所致；二是热盛伤阴、气阴两虚引起机体津液大伤，营养流失，舌组织营养不良所致。

望舌态

正常的舌态是灵活有力的，但生病时，舌头可能会出现舌体强硬、软弱无力或歪斜等不健康的状态。不同的状态预示着不同的身体状况。

症状表现：指舌体强硬，失其柔和，运动不灵活，伸缩不方便，中医学上也叫作"舌强"。

证候分析：多因热入心包、高热伤津、风痰阻络所致。如果舌红而强硬，伴有神志不清的症状，多属热扰心神；舌体强硬而舌苔厚腻，多为风痰阻络；舌体强硬，说话吐字不清，伴有肢体麻木、口眼歪斜、眩晕等症状，多为中风先兆。古人认为舌强直发硬，转动不灵是一种危象，应引起重视。

症状表现：指舌体软弱无力，一侧或全舌痿软，不能随意伸缩回旋，伴有言语困难。

证候分析：多见于气虚证、痿证，多因热盛伤津、气阴两虚或阴液亏损、筋脉失养所致。常见于唾液分泌减少、神经系统疾病、舌肌无力等。久病舌体淡白而伸缩无力，多半是气血两亏所致；久病舌体发红而痿软无力，多为气阴两虚、阴虚火旺所致；舌体红绛而痿软无力，多为肝肾阴亏已极所致；新病舌干红且突然痿软无力，多因热灼津伤所致。如果在某些急性热病的后期如流脑、乙脑等疾病中见到痿软舌，则提示病情危重，预后不良。

症状表现：伸舌时，舌体向左或向右偏歪。

证候分析：歪斜舌多见于中风或中风先兆，或外伤等。多因肝风内动、夹痰瘀阻、经气不利而致。舌体歪斜、眩晕肢颤、言语不利，属肝阳化风。如果伴有口眼歪斜、半身不遂的症状，多因肝风夹痰夹瘀、阻滞经络所致。

症状表现： 舌体震颤抖动，不能自主，称为"颤动舌"，又称作"舌战"。较轻者，仅伸舌时颤动；严重者，不伸舌时亦见抖颤难宁。

证候分析： 动则属风，故颤动舌主动风，大多是由于热盛、阳亢阴亏、血虚等使热灼肝经，或筋脉失养、舌脉挛急所致。新病舌栩栩扇动而舌绛紫者，多属热极生风；久病舌蠕蠕微动而舌淡白者，多属血虚动风；若见舌颤动而色红少津者，多属肝阳化风；若见舌颤动而色红少苔者，多属阴虚动风；酒毒内蕴者，亦可见舌体颤动不已，可见于高热、甲亢、高血压及某些神经系统疾病，如帕金森等。

症状表现： 舌体不自主地颤动。

证候分析： 多因气血两虚、筋脉失养或热极伤津而生风所致，可见于血虚生风及热极生风等症状。久病舌淡白而颤动者，为血虚生风；舌红绛而颤动者，为热极生风。

症状表现： 舌体伸长，吐露于口外，弛缓不能立即回缩者，称为"吐舌"；舌体频频伸出于口外，但又立即缩回，或舌舐口唇四周，振动不宁，时时不已，称为"弄舌"。前者伸出时间较长而慢慢收回，后者稍微伸出则又立即收回。

证候分析： 出现吐弄舌是由于心脾有热，热灼津伤，筋脉失养，引动肝风，舌脉动摇不宁所致。吐舌者多见于疫毒攻心，或正气已绝，往往全舌色紫；弄舌者，多见于动风先兆，或小儿智力发育不良。

望舌苔

正常的舌苔是由胃气上蒸所生，故胃气的盛衰可从舌苔的变化上反映出来。病理舌苔的形成，多由胃气夹饮食积滞之浊气上升，或由邪气上升而成。望舌苔，应注意苔质和苔色两方面的变化。苔质，是指舌苔的质地、形态。望苔质，主要是观察舌苔的厚薄、润燥、滑腻、剥落等方面的改变。

苔质

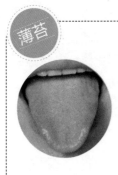

薄苔

症状表现：舌头表面有一层薄薄的舌苔，铺于舌面，颗粒均匀，干润适中。透过舌苔能够隐约地看到舌质的颜色，称为薄苔。薄苔为正常舌苔或者疾病初起，或提示病情较轻浅。

证候分析："苔垢薄者，形气足"。薄苔有两种颜色，一种是薄白苔，一种是薄黄苔。舌苔薄白、舌质淡红是正常的舌象。但薄白苔有时亦可提示六淫之邪初袭人体，病邪在表尚未里传，且病邪较轻，属脏腑之气未伤的轻浅阶段；而薄黄苔提示病变已由寒化热、由表入里的病理特征。要结合其他症状，具体确定病症。

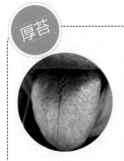

厚苔

症状表现：舌苔较平常舌厚，不能通过舌苔看到舌质的颜色。

证候分析："苔垢厚者，病气有余"。此种舌苔主病情由轻转重，或有肠胃积滞的现象。如果是一层厚厚的白色舌苔黏附在舌头的表面，表示身体虚寒有湿气，舌苔越厚表示病邪越重；如果是黄厚苔，则表明身体中湿热蕴结；另外，胆汁反流也会产生黄色厚腻苔。如果舌质红，舌苔黄、厚而干，为气分热盛伤阴；如果是淡红舌，舌苔厚、白腻，为痰饮、湿浊、食滞等；如果是淡红舌，舌苔白厚堆积如粉，大多是湿邪与热毒相结而成。此外厚腻苔还可主"瘀血"。

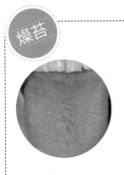

燥苔

　　症状表现：舌苔干燥少津，严重时甚至会出现舌苔干裂的现象，还要注意检查舌头本身的颜色。

　　证候分析：燥苔一般主高热、吐泻伤津。由于身体中有炎症或者慢性疾病，导致体内积热过多，使得体液减少，无法滋润舌头，从而造成舌苔干燥的现象。若舌苔只是干燥偏白，表示身体中水液循环不佳；若舌苔干燥而色黄，为胃热炽盛，损伤津液；若舌苔干燥而色黑，为热极阴伤；若舌苔干燥色黑而且有刺，则属热极。

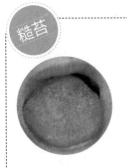

糙苔

　　症状表现：糙苔比燥苔更加干燥，像沙砾一般粗糙，糙苔为津液亏耗之重证。苔质粗糙而不干者，多为秽浊之邪盘踞中焦；苔质地较硬，有干燥裂纹，称为"糙裂苔"。

　　证候分析：糙苔说明体内内热严重，体液迅速消耗，让舌苔失去湿气，喉咙和嘴唇都很干，而且舌头本身偏红。

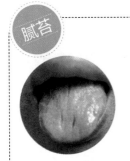

腻苔

　　症状表现：腻苔指苔质颗粒细腻致密，均匀成片，紧贴舌面，中厚边薄，揩之不去，刮之不易脱落。

　　证候分析：腻苔表示湿浊蕴结、阳气被遏制，主痰湿、食积。如果舌苔颜色发白，黏附在舌头表面，表示体内虚寒且充满湿气；如果舌苔颜色发黄，表示体内湿邪或痰浊蕴结化热，或湿热之邪侵犯脏腑，或食积化热，属实热证。

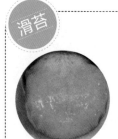

滑苔

症状表现： 舌苔滑溜溜的，薄白而滑腻，舌面水分过多，触摸湿滑欲滴，同时还要注意舌头的大小以及边缘是否有齿痕。

证候分析： 滑苔主虚证、寒证，表示体内水分过剩，或是体质虚寒。滑苔是水饮内停的表现，水饮与湿、痰一样，潴留在体内，容易引发新的疾病。如果舌头较大，而且边缘有齿痕的话，说明身体滞留了过多的水分；如果舌头颜色本身呈紫色，表示身体虚寒，代谢功能衰退，无法维持应有的体温，体温低，抵抗力就会下降，要注意预防感冒、腹痛、腹泻等疾病。

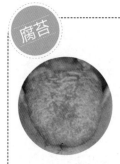

腐苔

症状表现： 舌苔较厚并且颗粒粗大疏松，舌中、舌边皆厚，形如豆腐渣堆积舌面，刮之易去。有脓腐苔、霉苔之分。

证候分析： 出现这样的舌苔是因为身体内热旺盛，同时水湿积聚在体内，主食积、痰浊，且有胃肠郁热之证。所谓"厚腐之苔无寒症"，要注意平时是否暴饮暴食，或是由于长期饮食不规律，对肠胃造成负担后，导致消化不良、肠胃炎等，另外也要警惕"三高"以及皮肤问题等。

剥苔或无苔

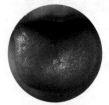

症状表现： 舌上原本有苔，苔局部或全部消失者，成为剥落苔。若全部剥落，表明胃阴枯竭、胃气大伤。若剥落不全，又分类剥苔、花剥苔、鸡心舌等，表明胃的气阴不足、正气渐衰。

证候分析： 舌乳头萎缩，舌体变小，舌面光滑呈绛红色或红色，称为镜面舌或光滑舌。常见于缺铁性贫血、恶性贫血及慢性萎缩性胃炎患者。

Q 什么是望苔色？
Q 不同苔色有哪些表现？

望苔色，是通过观察舌苔的不同颜色变化，以诊察疾病的方法。不同性质的邪气所致的病证反映于舌，会出现不同颜色的苔，而且随着疾病的变化，苔色也会发生相应的改变。一般有白苔、黄苔、灰苔、黑苔、霉酱苔等。

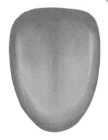

舌苔薄白为正常舌苔或者表证初起。

白苔

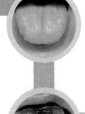

症状表现：白苔指舌苔呈白色。白苔是常见的苔色，其他各色舌苔均可由白苔转化而成。

证候分析：苔的厚薄与干腻不同，提示的证型也不同。薄白苔可能是正常舌象，也可能是感受外邪，邪还未入里；苔白厚而腻，多为湿浊内困，阳气不得伸展所致。

灰苔

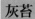

症状表现：苔色呈浅黑时即为灰苔。

证候分析：灰苔常由白苔晦暗转化而来，或与黄苔同时并见，常见于里证。苔灰薄而润滑，多为体内有寒湿，或有痰饮；苔灰而干燥，为热病或阴虚火旺。

霉酱苔

症状表现：霉酱苔指舌苔黄、赤、黑三色同时出现，如同霉酱一样。

证候分析：多因胃肠宿食，积久化热，熏蒸秽浊上泛舌面所致，也可见于湿热夹痰的病证。

舌苔颜色出现变化者，应**暂时忌口，安排营养丰富、清淡的饮食**，作息规律，动静结合。

黑苔

症状表现：苔色呈深灰色时即为黑苔。

证候分析：大多由黄苔或灰苔转化而成，表明病情比较严重。苔黑而干燥，为热极津枯；苔黑而滑润，为寒盛阳衰。

黄苔

症状表现：指舌苔呈黄色。

证候分析：一般主脾胃病，常见于里证、热证。由于热邪熏灼，所以苔现黄色，淡黄热轻，深黄热重，焦黄热结。感冒时，苔由白转黄，为表邪入里化热的征象；若苔薄淡黄，为外感风热表证或风寒化热；舌淡胖嫩，苔黄滑润者，多是阳虚水湿不化。

望排出物知健康

排出物是指人体排出的代谢废物，包括痰、涎、唾、涕以及大便、小便等。各种排出物都是各有关脏腑生理活动或病理活动的产物，因此，望排出物可以测知相关脏腑的病变以及病邪的性质。

望痰

痰是由肺和气道①排出的黏液，属病理产物。在一般情况下，当呼吸道发生病变时，黏液的量、色泽、稠度、气味等就会发生改变。

症状	证候分析
痰色白，质稀	提示患有寒证
黄痰	提示患有热证
痰少而黏，痰在喉咙不易咳出	属于燥痰
痰白滑，易咳出	属于湿痰
痰中带血	多因肺阴亏虚而生虚火，或肝火犯肺，火热灼伤肺络，或外感邪毒、痰热，肺络受损所致
咳吐脓血如米粥状的痰，而且气味腥臭	多是患有热毒蕴藏在肺部的肺痈病

望涎

涎，就是口水。中医认为，涎是脾之液，由口腔分泌，具有濡润口腔、协助进食和促进消化的作用。小儿口角流涎，多由脾虚不能摄津，亦可见于胃热熏积。睡中流涎，多由胃中有热或宿食内停所致。有极少数小孩，流涎是因神经、精神或内分泌这方面的疾病引起的，通常这类小孩不仅有流涎症状，而且常常伴有其他智力发育不良或内分泌不足的症状。有时，中风患者也会出现口角流涎不止。

诊察时需要注意涎的稠与稀

涎在口角黏得住，挂得住，容易拉丝的为黏稠涎，反之为清稀涎。口流清涎，为脾胃虚寒，因脾胃阳虚，气不化津所致；口流白黏涎，多为脾胃湿热，因湿热困阻中焦，脾失运化，湿浊上泛所致。

①气道同息道，呼吸的通道，为肺的附属器官，包括气管、喉、鼻道等连成的呼吸道。《黄帝内经·灵枢·刺节真邪》有云："宗气留于海……其上者，走于息道。"

望唾

唾是从口腔吐出的带泡沫的黏液。唾为肾之液，也与胃相关。口中唾液数量很多，多为食滞，或湿阻，唾液随胃气上逆所致。如果是经常吐唾沫，多为胃寒，或肾阳虚，水液失于温化，上泛于口所致。

望涕

涕，是鼻黏膜分泌的少量黏液。望涕，主要是看涕是新出现的还是长期的，是清的还是浊的。鼻塞流清涕，多是外感风寒，发病早期往往还没有全身的症状，也没有发热恶寒，属风寒表证中病情较轻的表现。如果是清涕量多如注，伴有喷嚏频作，中医叫鼻鼽，西医叫过敏性鼻炎。鼻流浊涕，也就是黄稠或黏稠鼻涕，提示为风热，或肺经有火。如果长期流浊涕，量多，且有腥臭味，多是鼻渊，西医叫作鼻窦炎，多为湿热蕴阻所致。

望呕吐物

呕吐物包含饮食物、清水，甚至鲜血等，形形色色，是较为常见的临床症状之一，外感内伤都可引起，多因胃气上逆所致。通过观察呕吐物的形、色、质、量，可以了解胃气上逆的病因，分析疾病性质。

呕吐物的诊断与病证辨别？

1. 清稀没有酸臭味。
提示胃寒呕吐，因胃阳不足，腐熟无力，或寒邪犯胃，损伤胃阳，水饮内停，胃失和降所致。

2. 秽浊有酸臭味。
提示胃热呕吐，因邪热犯胃，胃失和降所致。

3. 伴酸腐味且夹杂不消化的食物。
多属食伤，因暴饮暴食，损伤脾胃，食滞胃脘，胃气上逆所致。

4. 呕吐黄绿或青蓝苦水或酸水。
多属肝胆湿热或郁热，肝气横逆犯胃，胆汁上溢所致。

5. 呕吐鲜血。
多属胃有积热，或肝火犯胃，热伤胃络，迫血妄行所致，常见于胃溃疡出血等危重症。

望大便

望大便，主要是观察大便的颜色及质量。

大便颜色、质量	证候分析
大便色黄，呈条状，干湿适中	正常大便
大便清稀，有未消化的食物，或如鸭溏①者	多属寒泻
大便色黄，清如米水，有恶臭者	属热泻
大便色白	多属脾虚或黄疸
大便燥结	多属实热证
大便干结如羊屎，排出困难，或多日不便而不甚痛苦者	阴血亏虚
大便如黏冻而夹有脓血，且兼腹痛、里急后重者	痢疾
小儿便绿	多为消化不良的征象
大便下血	先血后便，血色鲜红，多见于痔疮出血；先便后血，血色褐暗，多见于胃肠出血

望小便

观察小便时要注意颜色、尿质和尿量的变化。

小便颜色、质量	证候分析
颜色淡黄，清净不浊，尿后有舒适感	正常小便
小便清长量多，伴有形寒肢冷	寒证
小便短赤量少，伴灼热疼痛	热证
尿混浊像膏脂或有滑腻之物	膏淋
尿有沙石，小便困难而痛	石淋
尿血，伴有排尿困难而灼热刺痛	血淋
尿混浊如米泔水，形体日瘦	脾肾虚损

望带下

望带下，应注意带下的量、色、质以及气味等。

带下颜色、质量	证候分析
带下色白而清稀，无臭，甚则如水	多属虚证、寒证
带下色黄或赤，稠黏臭秽	实证、热证、湿热下注
带下色白量多，淋漓不绝，清稀如涕	寒湿下注
白带中混有血液，为赤白带	多属肝经郁热

①鸭溏，病名，大便泄泻，清稀如水，状如鸭屎之证。

望形体知健康

望形体即望人体的宏观外貌，包括身体的强弱胖瘦、体形特征、躯干四肢、皮肉筋骨等。人的形体组织内合五脏，故望形体可以测知内脏精气的盛衰。内盛则外强，内衰则外弱。

人的形体有强、弱、肥、瘦之分。正常人体形强壮，胖瘦适宜，各部组织匀称，是健康的标志，但过于肥胖或过于消瘦都可能是病理状态。观察患者形体胖瘦时，应与患者的精神状态、食欲食量情况结合起来加以判断，才能得出正确的结论。

不同形体的表现

形体强壮者
多表现为骨骼粗大，胸廓宽厚，肌肉强健，皮肤润泽，反映脏腑精气充实。这类人即使有病，但正气尚充，预后多佳。

形体衰弱者
多表现为骨骼细小，胸廓狭窄，形体消瘦，皮肤干涩，反映脏腑精气不足。这类人体弱易病，若病则预后较差。

肥而食少者
多为形盛气虚，肤白无光泽，少气乏力，精神不振。这类人还常水湿不化而聚湿生痰，故有"肥人多痰湿"之说。

瘦而食少者
脾胃虚弱，表现为形体消瘦，皮肤干燥不荣，常伴两面发红、潮热盗汗、五心烦热等症状。多属阴血不足、内有虚火之证。故有"瘦人多火"之说。

闻诊 ✎

　　闻诊是医生通过嗅觉和听觉对患者发出的声音和体内排泄物发出的各种气味进行诊察来推断疾病的方法，主要包括闻气味和听声音。

闻气味

　　闻气味主要是嗅出与疾病密切相关的味道。病体之气，是从病人身体上散发出来的异常气味，与全身或者局部病变有关。

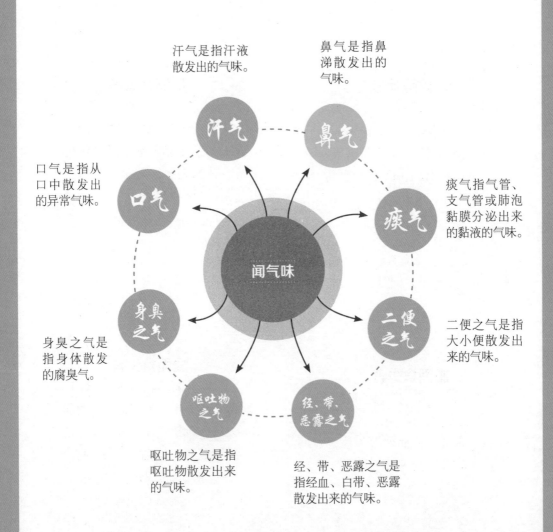

汗气是指汗液散发出的气味。

鼻气是指鼻涕散发出的气味。

口气是指从口中散发出的异常气味。

痰气指气管、支气管或肺泡黏膜分泌出来的黏液的气味。

身臭之气是指身体散发的腐臭气。

二便之气是指大小便散发出来的气味。

呕吐物之气是指呕吐物散发出来的气味。

经、带、恶露之气是指经血、白带、恶露散发出来的气味。

气味	临床表现	证候分析
口气	口有臭气	多属消化不良，或口腔不洁
	口出酸臭之气并伴有食欲缺乏	内有宿食，多属胃肠积滞
	口出臭秽之气或酒气	多属胃热或饮酒
汗气	汗气腥膻或刺鼻难闻	多见于风温、湿温、热病、狐臭等
	汗气臭秽	可见于瘟疫或暑热火毒炽盛之证
鼻气	鼻流清涕，且没有味道	多为外感风寒
	鼻出臭气，不停地流黄稠浊涕	多为鼻渊
痰气	咳吐浊痰脓血，味腥臭	多为肺痈，为热毒炽盛所致
	咳痰黄稠味腥	痰热痈肺所致，如支气管扩张
	咳痰清稀，没有异常气味	多属虚、寒证
身臭之气	身体散发出腐臭气味	应考虑身体有无溃腐疮疡
呕吐物之气	呕吐物清稀无臭味	多属胃寒
	呕吐物气味酸臭秽浊	多属胃热
	呕吐物中夹杂着未消化的食物残渣，气味酸腐	多为食积
二便之气	大便酸臭难闻	多为湿热证
	大便溏泄，微有腥臭	多为脾胃虚寒
	大便泄泻，或夹有未消化的食物，气味酸臭	多为伤食
	小便黄赤浑浊、腥臭	多为膀胱湿热
	小便量多色清，没有臭味	多为虚寒证
	小便中散发着烂苹果的气味	多为糖尿病
经、带、恶露之气	月经臭秽	多属热证
	月经味腥者	多属寒证
	带下黄赤而臭秽	多属湿热
	带下清稀而略有腥气	多属寒湿下注
	产后恶露臭秽	多因湿热或湿毒下注所致

听声音

听声音不仅可以诊察与发音有关器官的病变，还可根据声音，诊察体内各脏腑的变化。一般新病、小病其声多不变，而久病、苛疾其声多有变化。听声音包括听语声、听咳嗽声、听语言、听呼吸声、听其他声音等。

听语声

正常人的声音多发声自然，音调和畅，刚柔并济。病变声音则有以下几种。

症状表现	证候分析
语声高亢洪亮，多言而躁动	实证、热证
声音常兼重浊	感受风、寒、湿诸邪
语声低微无力，少言而沉静	虚证、寒证或邪去正伤之证
沉默寡言	虚证、寒证
烦躁多言	实证、热证
语声低微，时断时续	虚证

听咳嗽声

有声无痰谓之咳，有痰无声谓之嗽，有痰有声谓之咳嗽。咳嗽多见于肺脏疾患，但也与其他脏腑病变有关。咳嗽的不同表现代表着不同的病理变化。

症状表现	证候分析
咳嗽无痰或痰量甚少	叫作干咳，多见于燥邪犯肺、肺阴虚和肝火犯肺
咳而有声，痰多易咯	叫作湿咳，多见于痰饮停肺和痰湿阻肺
咳声重浊	多是细菌感染所致肺炎、支气管炎、肺心病
咳声不扬、沉闷	多因邪热犯肺、津液受灼、肺气不利所致
咳声轻清、低微气怯	多因肺气虚、声带水肿或麻痹所致
咳声如犬吠，吸气困难，喉部肿胀，常伴有音哑的症状	常见于白喉病，多因白喉杆菌感染所致
咳嗽短促，且非常小心	多见于各种原因所致的胸壁疼痛
骤发性、刺激性咳嗽	多因风寒、风热或吸入刺激性气体，以及气管或支气管有异物所致
阵发性咳嗽，痉挛性咳嗽，连声不断，伴有鸡鸣声、吸气吼声	多见于顿咳，又叫作百日咳，由百日咳杆菌感染所致
早晨起床或夜间躺下时咳嗽加剧，继而咳痰	多见于痰饮停肺、痰湿阻肺和肺痈
夜间咳嗽明显	多见于鼻炎、胃食管反流、心源性咳嗽、哮喘、慢性支气管炎或慢性阻塞性肺炎等疾病

听语言

听语言主要是判断病人语言的表达与应答能力有无异常，吐字是否清晰等。言为心声，语言反映人的神明活动，多与心神有关。因此，语言的异常主要是心神的病变。常见的语言失常有以下几种。

夺气，指语言低微，气短不续，想要说话却又不能说，提示宗气大衰。

郑声，是指神志不清，语言重复，时断时续，语声低弱模糊。这是因为久病、重病，心气衰竭，心神失养所致，多属于虚证。

谵语，指神志不清，胡言乱语，声高有力，烦躁多言。这是由于邪热、痰热扰乱神明所致，多属于实证、热证。

独语，是指自言自语，讲话无对象，喃喃不休，首尾不续，一见到人就停止言语。多因气血不足、心神失养，或气郁生痰、痰凝气结、蒙蔽心窍所致。可见于癫病、郁病。

错语，指病人神志清醒而语言颠倒错乱，或言后自知说错，不能自主。多是心气不足，神失所养的虚证，或痰湿瘀血、气滞阻碍心窍所致实证。

狂言，指情绪处于极度兴奋状态，精神错乱，甚至失去理智而哭笑无常，狂妄叫骂不避亲疏，登高而歌，弃衣而走。多因情志不遂、气郁化火、炼液成痰、痰火扰动心神所致，可见于狂病或伤寒蓄血证。

言謇，指病人神志清醒，思维正常，但是说话不流利，吐字困难，含糊不清。多是中风的先兆或者是中风后遗症，常与舌强并见。由肝风夹痰阻络，或痰瘀阻络所致。如果是因为习惯而言謇，就没有临床意义。

夺气 郑声 独语

谵语

听语言

错语 言謇

狂言

听呼吸

哮

哮，是指呼吸急促，喉间有哮鸣音，多反复发作，缠绵难愈，兼有气喘。多因痰饮内伏，复感外邪，或久居湿地，或过食酸、咸、生、冷所致。

喘

喘，是指呼吸困难、短促急迫，严重的还有张口抬肩，鼻翼翕动，不能平卧的症状。

实喘发病急骤，呼吸深长，气粗声高息涌，胸中胀满，唯以呼出为快，多因肺有实热，或痰饮内停所致。

虚喘病势缓慢，时轻时重，喘声低微，呼吸短促难续，唯以深吸为快，一动就加剧，多因肺肾亏虚、气失摄纳，或心阳气虚所致。

短气

短气是以呼吸气急而短，不相接续为特点。实际上短气比喘轻一点儿，似喘而不抬肩，喉中无痰鸣声。短气有虚实之别。

虚证之短气，伴有形瘦神疲，声低息微，小便不利等症状，多因体质衰弱或元气虚损所致。

实证之短气，常伴有呼吸声粗，或胸部窒闷，或胸腹胀满，四肢关节痛以及脉沉等症状，多因痰饮、胃肠积滞或气滞瘀阻所致。

少气

少气，又叫作气微，指呼吸短促低微，语声微弱无力，气少不足以息的症状。诸虚劳损证，多因体质虚弱，或久病肺肾气虚所致。

气粗、气微

气粗、气微指病人呼吸时鼻中气息粗糙或微弱，气息粗糙多属实证，为外感六淫之邪或痰浊内盛，气机不利所致。气息微弱多属虚证，为肺肾气虚所致。

听其他声音

每个人的声音虽然有个体差异，但都具有发声自然、声调和畅、刚柔相济、语言流畅、言与意符的特点。但在病理情况下，就会表现为患者语声异常或出现本不该有的声音。病变声音主要表现在以下几方面。

惊呼

惊呼，指病人突然发出的惊叫声。声高尖锐、表情惊恐者，多因突受惊吓或精神失常所致。另外，小儿高热惊风，也常见阵发性惊叫。

鼻鼾

劳累后在熟睡时打鼾不属病态。鼻鼾作为病来看，多因痰气交阻、息道不畅所致，常见于中老年人、肥胖颈短及鼻咽部有疾患者。

喷嚏

喷嚏一般来说是感受风寒之邪或异物刺激所致。如打喷嚏者还伴有发热恶寒、无汗、鼻塞、清涕不止，多为风寒表证，由风寒刺激鼻窍所致。

呵欠

无论什么时间都频频打呵欠，多为体虚，阴盛阳衰所致。另外，呵欠还可能与情绪有关，多见于肝郁气滞。如果是老年人频繁打哈欠，有可能是中风的先兆。

太息

太息，俗称叹息，是指病人情志抑郁，自觉胸中憋闷时，发出"唉"的声音，所以又叫作唉声叹气。太息后，自觉胸中舒适，多由情志不畅、肝郁气滞所致；也可见于心阳不足的患者。

此外，呻吟、呃逆、嗳气、肠鸣等也是闻诊时不可忽视的方面。

问诊 /

问诊是指医生通过询问病人或者陪诊者,以了解病人的发病原因、发病症状或是其他与疾病有关的情况,以了解病情全貌的一种诊察方法。

问病人的一般情况

问病人的一般情况主要就是询问病人的姓名、性别、年龄、职业等。这些问题看似简单,但可以作为诊断疾病的参考和依据,如长期从事水中作业者,易感湿邪;经常在高温环境下劳作者,容易中暑;在矿山工作者易患铅中毒、汞中毒等,这些都和病人的职业与工作环境有一定的关系。

问病史

问病史主要包括主诉和现病史两个方面。

主诉:是指病人就诊时的症状、体征及持续时间。主诉往往是病人就诊的主要原因,也是疾病的主要矛盾。主诉症状较多者,医生要善于抓住其中的主要症状,同时还要将引起主诉的原因、部位、性质、程度、时间,加重、缓解的因素,伴随症状等询问清楚。

现病史:是指从起病到初次就诊时疾病发生、发展、变化的全过程,以及对疾病诊治的经过,主要包括四个方面。

1.询问发病情况,主要是询问发病的环境和时间、发病原因或诱因,是否有传染病接触史,最初的症状及性质、部位、持续时间等。

2.询问病情的演变过程,就是询问从发病到就诊这段时间内病情的发展变化情况。

3.询问诊治的过程,主要是询问患者曾做过哪些诊断和治疗。

4.询问现在的症状,这是问诊的主要内容,也是诊断现阶段疾病的主要依据。

问饮食

问饮食主要是询问病人的食欲、食量、口味、口渴以及饮水等情况。

食欲与食量：食欲指对进食的要求和进食的感觉，食量也就是实际的进食量。脾胃或相关脏腑发生病变，常可引起食欲与进食的异常。了解病人的食欲及食量，对判断其脾胃功能的强弱及疾病的预后转归有重要的意义。临床常见有食欲减退、厌食、消谷善饥、饥不欲食、偏嗜食物等异常情况。

口味：是指口里面异常的味觉或者气味。正常人的口味是吃什么有什么味，不吃什么，没有什么味。口味异常，常是脾胃功能失常或其他脏腑病变的反映，如口甜、口苦、口咸、口涩等。

口渴与饮水：口渴也就是口中干而渴的感觉，饮水指实际饮水的多少。一般情况下口渴与饮水呈正相关，口渴必饮水，微渴少饮，大渴多饮，还有口渴不欲饮者。口渴与否，是体内津液盛衰和输布情况的反映。

问睡眠

睡眠异常主要有失眠和嗜睡两种表现。

失眠：又叫作"不寐"或"不得眠"，主要表现为夜间经常不易入睡；或睡而易醒，醒后很难入睡；或睡而不酣，时时惊醒，甚至彻夜不眠，常伴有多梦的症状。失眠，是阳不入阴、神不守舍的病理表现。

嗜睡：又叫作"多寐"，指精神困乏，睡意很浓，经常不由自主地入睡。嗜睡多见于阳虚阴盛、痰湿内盛体质者。

后世医家将问诊主要内容归纳为"十问"，编有十问歌，简便易记。

十问歌

一问寒热二问汗，三问头身四问便，
五问饮食六胸腹，七聋八渴俱当辨，
九问旧病十问因，再兼服药参机变，
妇女尤必问经期，迟速闭崩皆可见。
再添片语告儿科，天花麻疹全占验。

问情志

询问病人情志是否异常，对于准确判断以情绪异常为主要表现的疾病，了解患者的情绪状态，及时进行心理疏导具有重要意义。常见的情志异常主要有以下几方面。

情志抑郁
常表现为持续的情绪低落，郁郁寡欢，严重的悲观绝望。多因肝郁气滞、阻闭心神所致，也与心、脾、肾功能失调有关。

情绪亢奋
指人过分的愉快、欢乐的病态喜悦。临床上常以话多高昂为特点。多因肝郁化火、痰火互结、内扰心神所致。

恐惧
指对某种客观刺激产生的过度的恐惧反应。常表现为紧张、害怕，并伴有心悸等症状。多见于心、胆气虚等证。

焦虑
指经常没有缘由地感觉忧虑不安，紧张恐惧，甚至坐卧不宁。多因气血亏损、心神失养，或痰热内扰、心神不安所致。

烦躁
指自觉心中烦热难耐，手足躁扰不宁。多因邪热、痰火或阴虚火旺、内扰心神所致。

除以上常见情志失常外，尚有易怒、悲伤（欲哭）等。

问二便

二便指大便、小便，是机体的代谢废物。询问二便的情况可以判断食物消化、水液代谢的情况，为临床诊断提供可靠的依据。

大便异常		
便次异常	包括便秘、泄泻两方面	
便质异常	便质干燥或稀溏	
	完谷不化	大便中有未消化的食物
	溏结不稠	大便时干时稀或先干后稀
	出现脓血便及便血	大便中夹有脓血黏液
排便感异常	肛门灼热	排便时肛门有灼热感
	里急后重	腹部疼痛，时时都想要排大便，但大便时又感觉肛门重坠
	排便不爽	排便不通畅，不爽快
	大便失禁	大便不能控制
小便异常		
尿次异常	小便频数	病人排尿次数增多，时时想要小便
	小便癃闭	排尿困难，尿量减少，甚至小便闭塞不通
尿量异常	指尿量过多或过少，超过正常范围	
排尿感异常	小便涩痛	排尿时自觉尿道灼热疼痛
	余沥不尽	指小便之后仍有余尿点滴不净
	遗尿	指成人或3周岁以上小儿，在睡眠中经常不自主地排尿或咳嗽、大笑、跳动时小便自遗

切诊 /

切诊是中医四诊之一，包括脉诊和触诊，指的是医生运用手和指端的感觉，对患者体表某些部位进行触摸按压的检查方法。切诊的检查内容主要包括脉象的变化、胸腹的痞块、皮肤的肿胀、手足的温凉、疼痛的部位等。切诊后取得的病情资料与其他三诊相互参照，可以得出更为准确的诊断。

脉诊

脉诊，是医生用手指切按病人体表动脉（主要是桡动脉），探查脉象，以了解病情的一种诊察方法。我国古代医学在诊断疾病方面采用的脉诊，是一项独特的诊病方法，也是辨证论治的一种必不可少的客观依据。

脉诊的原理

心主血脉，心脏搏动将血液排入脉道形成脉搏。由此可见，心脏搏动是生命活动的标志，也是形成脉象的动力。脉搏的频率和节律都与心脏搏动的正常与否有关。《黄帝内经·素问·脉要精微论篇》曰："夫脉者，血之府也。"脉道是气血运行的通道。除了脉道通畅是气血流通的必要条件外，脉还具有约束、控制和推进血液沿着脉道运行的作用，是气血周流不息，正常循行的重要条件。

当机体受到内外因素刺激时，必然影响到气血的周流，随之脉搏发生变化。医者可以通过了解脉位的深浅，搏动的

快慢、强弱（有力无力）、节律（齐否），脉的形态（大小）及血流的流利度等不同表现而测知脏腑、气血的盛衰和邪正消长的情况以及疾病的表里、虚实、寒热。

脉诊的部位

脉诊的部位历来就有很多种，至今更被人们广泛熟知且常用的一种是寸口诊法。在寸口部位诊的脉象又叫寸口脉。寸口脉，即桡动脉腕后浅表部分，分为寸、关、尺三部分。双手寸关尺的脉象，分别与不同的脏腑相关联。

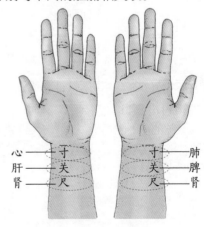

心—寸　　寸—肺
肝—关　　关—脾
肾—尺　　尺—肾

Q 诊脉的指法有几种？
分别是什么？

切成人脉，以三指定位，先用中指按压高骨（桡骨茎突）部位的桡动脉定关，以食指在关前（远心端）定寸，无名指在关后（近心端）定尺，三指呈弓形斜按在同一水平，以指腹按触脉体。诊脉时指法特别重要，正确的指法可以获取比较丰富的脉象信息。

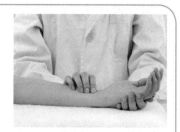

脉诊是中医辨证的一个重要依据，是中医独特的诊法。

举法

指手指较轻地按在寸口脉搏跳动部位以体察脉象。用举的指法取脉又称为"浮取"或"轻取"。

诊脉的几种不同的操作手法，虽可结合使用，但不能相混。

按法

指手指用力较重，甚至按到筋骨以体察脉象。用按的指法取脉又称为"沉取"。按法又分为单按法和总按法。

单按法： 用一个手指诊察一部脉象的方法。主要用于分别了解寸、关、尺各部脉象的位、次、形、势等变化特征。

寻法

寻即寻找的意思，指医者手指用力不轻不重，按至肌肉，并调节适当指力，或左右推寻，以细细体察脉象。

总按法： 三指同时用大小相等的指力诊脉的方法。从总体上辨别寸、关、尺三部和左右两手脉象的形态、脉位、脉力等。

循法

指用指目沿着脉道的轴上下移动来取脉的一种方法，主要是体察脉搏的长短。

切脉时的注意事项

切脉时首先要全神贯注，细心冷静，防止主观臆测。其次，还要注意患者性别、年龄，以及内外环境的改变对患者脉象的影响，如女性脉较男性脉细弱，且月经期常见左手关、尺脉变洪；小儿脉数；老人脉常较硬；夏天脉较洪大；冬天脉较沉小；酒后脉多数；饭后脉较有力；运动后脉常洪数；运动员脉多迟缓等。

此外，有些人因桡动脉解剖位置的差异，脉不见于寸口部而在拇指腕侧处，叫作反关脉。所以，临床诊脉时，还要注意是否存在反关脉。

正常脉象

正常脉象也称平脉、常脉，是指正常人在生理条件下出现的脉象，既具有基本的特点，又有一定的变化规律和范围，不是固定不变的。正常脉搏的形象特征是：寸、关、尺三部皆有脉，不浮不沉，不快不慢，一息四到五至，相当于70~80次／分钟，不大不小，从容和缓，节律一致，尺部沉取有一定的力量，并随生理活动、气候、季节和环境等的不同而有相应变化。

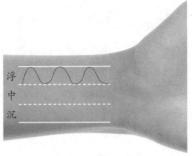

脉有胃、有神、有根示意图

古人将正常脉象的特点概括为"有胃""有神""有根"。

有胃	有神	有根
即脉有胃气。脉之胃气，主要反映脾胃运化功能的盛衰、营养状况的优劣和能量的储备状况。脉诊时，脉有胃气的表现是指下有从容、徐和、软滑的感觉。脉象不浮不沉，不疾不徐，来去从容，节律一致，是为有胃气。	即脉象贵在有神。表现为应指柔和有力，节律整齐。即使微弱之脉，但未至于散乱而完全无力；弦实之脉，仍带柔和之象，皆属脉有神气。反之，脉来散乱，时大时小，时急时徐，时断时续，或弦实过硬，或微弱欲无，都是无神的脉象。	即脉有根基。脉之有根无根主要说明肾气的盛衰。诊脉的时候，表现为尺脉有力、沉取不绝两个方面。因为尺脉候肾，沉取候肾，尺脉沉取应指有力，就是有根的脉象。

常见的脉象

自晋代王叔和《脉经》开始，至明代李中梓《诊家正眼》，医家慢慢总结出了28种常见脉象，再加上健康的正常脉象，一共29种。现代诊脉，基本都是以这28种脉象为基准的。接下来，一起来具体了解一下这28种常见脉象。

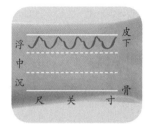

浮脉

浮脉指浮于皮肤表面，如水中浮木。浮脉多主表证，浮而有力为表实，浮而无力为表虚；或主里虚。

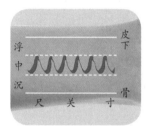

洪脉

洪脉指脉形宽大，血流量增加，应指浮大而有力。洪脉多主热证，多种实火过盛都会导致洪脉。

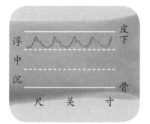

濡脉

濡脉极软而浮细，就像帛在水中一样，用手轻摸有感觉，稍一用力则无。濡脉主气血双亏或湿邪为病。

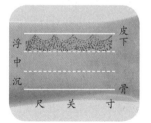

散脉

散脉表现为浮散无根，浮散指诊脉时轻取感觉分散凌乱，加大力度时脉搏越来越弱，重取感觉不到。散脉是阳虚不敛、气血耗散、脏腑衰竭之候。

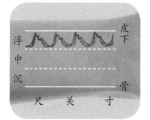

芤脉

芤脉的脉象浮大而软，手指按下去感觉中央空虚，两边充实。见于各种急性大出血、急性胃肠炎、食物中毒等导致的严重吐泻、脱水而出现的脉象。

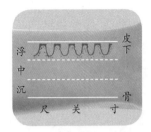

革脉

　　脉象浮，搏指弦，中空外坚，如按鼓皮，切脉时手指感觉有一定的紧张度。脉形如弦，按之中空。革脉是正气不固，血虚不足，气无所恋而浮越于外的表现。主亡血、失精、半产、崩漏等。

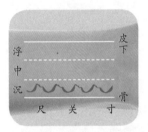

沉脉

　　脉位显现部位较深，轻取不应，重按始得，举之不足，按之有余，如水沉石。沉脉是里证的脉象。常见于慢性消耗性疾病或营养不良性疾病以及心输血量减少的疾病。

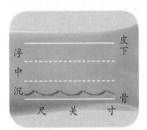

伏脉

　　伏脉是指脉管位于深部，接近骨部的状态。凡实邪内伏，气血阻滞，症见气闭、热闭、寒闭、痛闭，以及痰湿水饮阻滞，剧烈疼痛，脉象一般是伏脉。多为休克的先兆或危急重症及疑难病。

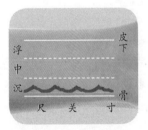

牢脉

　　牢脉指脉形沉而实大弦长，轻取中取均不应，沉取始得，坚着不移。牢脉脉势大、脉形长。多主寒证、里证，亦主气塞、积热、顽痰、食积、瘀血等。

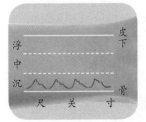

弱脉

　　弱脉指极软而细的脉，弱如老翁。弱脉是一种复合因素的脉象，一是脉形细，二是脉体软，三是脉位沉。弱脉主里虚诸证或气血俱衰。

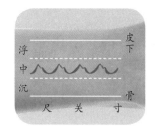

迟脉

　　迟脉指脉来缓慢，一息脉动三到四至（每分钟不足60次）。迟脉多与寒证有关，寒主凝滞，寒邪入侵导致气血运行受阻；亦主邪热内结，但其脉必迟而有力。

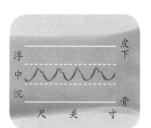

缓脉

　　缓脉的脉象来去稍快于迟脉，一息四至，应指柔和舒缓，往来节律均匀，如微风拂柳。缓脉可见于正常人，也多由脾虚或为湿邪困阻所致。

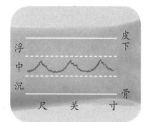

涩脉

　　涩脉的脉象细而迟缓，往来艰难，脉体短而散漫，脉律与脉力不匀，应指如轻刀刮竹。气滞、血瘀、痰浊、饮食过度等实证都会导致脉象涩而有力。

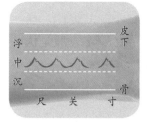

结脉

　　结脉的脉象是脉来迟缓，脉律不齐，有不规则的歇止。结而无力多与心脏病有关；结而有力主阴盛气结、痰凝、血瘀、食积等证。

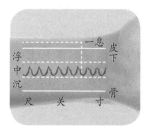

数脉

　　数脉指脉来急促，一息五到六至（每分钟90次以上），如疾马奔腾。数脉大多与热证相关，有力为实热，无力为虚热。亦主阴虚内热、虚阳外浮。

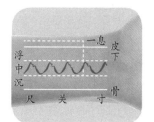

疾脉

　　疾脉是指脉搏跳动非常迅速，一般来说，一息七到八至，每分钟脉搏跳动达130~140次。疾脉是一种比较少见的脉象，主阳极阴竭，元气将脱。

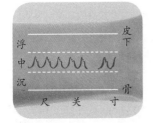

促脉

　　促脉是指脉率较快或快慢不定，间有不规则的歇止，即脉来较促，时有中止，止无定数。促脉主阳盛实热或邪实阻滞之证，亦主虚脱证。

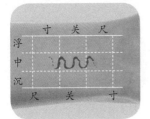

动脉

　　动脉是指脉来流利、频数而搏动有力的状态。动脉形短如豆，多见于关部。动脉是阴阳失和、气血冲动的表现，惊恐、气郁、各种痛证时可见动脉。

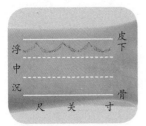

虚脉

　　虚脉是无力脉的总称。脉象特点是脉搏搏动力量较弱，寸、关、尺三部均无力，是脉管的紧张度减弱、脉管内充盈度不足的状态。虚脉主各种虚证。

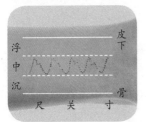

微脉

　　微脉极细极软，按之欲绝，若有若无。微脉是具有复合因素的脉象，脉体符合极细极软即为微脉。微脉为诸虚劳损之候，多为气血大虚之兆。

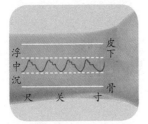

细脉

　　细脉指脉细如丝线，应指明显，切脉指感为脉道狭小，细直而软，按之不绝。细脉的形成多源于气血不足或湿证。

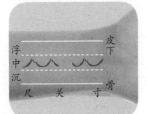

代脉

　　代脉的脉象特点是脉律不齐，表现为有规则的歇止，歇止时间较长，脉势较软较弱。代脉可见于心脏病患者，也可见风证、惊恐、跌仆等。

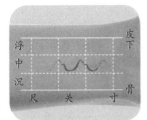

短脉

短脉是指脉管搏动的范围短小，没有达到寸、关、尺的长度。短脉主气虚不足，或痰食积滞，如气虚、气郁、气滞、气逆皆可见短脉。

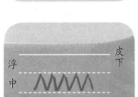

实脉

实脉的特点是脉搏搏动力量强，寸、关、尺三部，浮、中、沉三候均有力量。实脉多主各种实证。亦可见于常人。

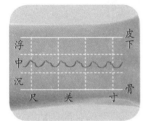

长脉

长脉是指脉动应指范围超过寸、关、尺三部，脉体较长。长脉主阳证、实证和热证。亦可见于常人。

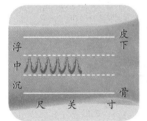

滑脉

滑脉往来流利，如盘走珠，应指圆滑，往来之间有一种回旋前进的感觉。滑脉多与痰湿、实热相关。如果女性停经两三个月出现滑脉，则是妊娠脉。

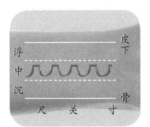

弦脉

弦脉脉形端直而细长，如按琴弦，稍微用力，就像按在了紧绷的琴弦上。弦脉主肝胆病，对应各脏腑，多与各种疼痛相关。亦可见于虚劳、胃气衰败之证。

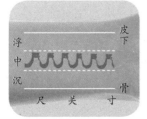

紧脉

紧脉是指脉形紧急，就像按在了一根紧绷又在拧的绳子上，指感紧绷有力，且有旋转绞动或左右弹指的感觉。紧脉多见于实寒证、痛证等。

触诊

触诊，是切诊的重要组成部分，在辨证中起着至关重要的作用。触诊是医生对病人肌肤、四肢、胸腹等病变部位进行触摸按压，分辨其温、凉、润、燥、软、硬、肿胀、包块及病人对按压的反应，如疼痛、喜按、拒按等，以推断疾病的部位和性质。

皮肤触诊

主要是指辨别皮肤温凉、润燥及肿胀等。皮肤的温凉，一般可以反映体温的高低，但需注意热邪内闭时胸腹灼热而四肢、额部不甚热，甚至皮肤欠温。皮肤的润燥，可以反映有汗、无汗和津液是否耗伤，如皮肤湿润，多属津液未伤；皮肤干燥而皱缩，是伤津脱液，气阴大伤；久病皮肤十分干燥，触之刺手，称为肌肤甲错，为阴血不足、瘀血内结；皮肤按之凹陷成坑，不能即起的是水肿；皮肤臃肿，按之应手而起者，为气肿、虚胖。

四肢触诊

表现	诊断
四肢欠温	阳虚的一种表现
四肢厥冷	亡阳或热邪内闭
身发热而指尖独冷	可能是亡阳虚脱或热闭痉厥的先兆
手足心热	阴虚发热的一种表现

胸部触诊

诊虚里，可辨疾病的轻重。虚里的跳动（即心尖搏动），在胸部左乳下第4、5肋间，内藏心脏，为诸脉之本。凡按之应手，动而不紧，不缓不急，是宗气积于胸中，为无病之征；其动微而不显的，为宗气内虚；若动而应衣，为宗气外泄之象；若动甚仅是一时性的，不久即复原，则多见于惊恐或大醉后。正常情况下，胖人虚里跳动较弱，瘦人虚里跳动较强，不表示病态。按心下，即按胸骨以下部分的软硬、有无压痛，心下按之硬而痛的，是结胸，属实证；按之濡软而不痛的，多是痞证，属虚证。

腹部触诊

表现	诊断
病变在脘腹（中上腹）	属胃
病变在两胁下（左右侧腹）	属肝胆
病变在脐周围	属胃或大小肠
病变在小腹	属肝、膀胱或肾
按压后疼痛减轻的（喜按）	多属虚痛
按压后疼痛加剧的（拒按）	多属实痛、热痛
腹部有块状物，按之软，甚至能散的	称为瘕或聚，多属气滞
部位固定，按之较坚，不能消失的	称为症积，多属瘀血、痰、水等实邪结聚而成

按腧穴

　　脏腑病变可以在相应的体表穴位出现反应，通过在经络腧穴上进行触诊，发现结节、条索状物、痛点或反应过敏点，可以作为某些疾病的辅助诊断。例如，肝炎病人在期门穴和肝俞穴有压痛、胆囊疾病患者在胆俞穴有压痛、胃及十二指肠溃疡患者在足三里穴有压痛、急性阑尾炎患者在阑尾穴（足三里穴下一寸）有明显压痛等。

四诊合参

　　望、闻、问、切四诊是医者从不同的角度检查病情和收集临床资料的方法，各有其独特的临床意义。临床上在运用四诊时，很难分开，可见四诊之间是相互联系、相互补充、不可分割的。在临床运用时，需要将其有机地结合起来，这也就是所谓的"四诊合参"。只有这样，才能全面了解病情，掌握疾病变化，做出正确判断。只强调某一种方法的重要性而忽视其他方法的做法，是不可取的。

　　其实，中医学的四诊是一个整体工程，要想全面获取与疾病和人体状况相关的信息，必须强调"四诊合参"，也就是望、闻、问、切在诊察时需要同步使用。这样既可以保证四诊资料的完整性，为辨证提供充足、可靠的依据；又可以全面地分析、整理四诊所收集的资料，推理判断，抓住主要矛盾。

第8课　八纲辨证

通过四诊，掌握了辨证资料之后，根据病位的深浅、病邪的性质、人体正气的强弱等多方面的情况，进行分析综合，归纳为八类不同的证候，称为八纲辨证。八纲，即阴、阳、表、里、寒、热、虚、实，是分析疾病共性的辨证方法，是各种辨证的总纲。

泛指病位在身体深层，病邪深入侵犯脏腑、气血、骨髓所表现的证候。里证多见于外感病的中后期，具有发病较慢、病位较深、病情较重的特点。

指机体感受寒邪，引起阴气偏盛而阳气受伤，或机体阳虚阴盛而阴寒内盛所产生的证候。寒证具有冷、凉、白等特点。

指机体感受阳热邪气，或机体阴虚阳亢所致的证候。根据阳盛或阴虚而论，有实热证和虚热证之别；根据病位浅深，有表热证和里热证之分。

凡是具有沉静、抑制、衰退、晦暗等表现，或病邪性质为阴致病，病情变化发展较慢的，均为阴证。里证、虚证、寒证均属于阴证的范围。

里证

寒证

阴证

热证

阴

阳

辨证的总纲

互为因果

虚证

阳证

实证

表证

指慢性久病，正气虚衰，机体气、血、阴、阳、津液、精髓等正气亏虚，以衰退、不足、松弛为特点的证候，称为虚证。

机体感受外邪，正邪相争，或在疾病发展过程中阴阳、气血失调，机体病理产物积滞，以邪气盛实、正气未衰为基本病机，以有余、结实、亢盛为特征的证候，称为实证。

指六淫等外邪经皮毛、口鼻侵入机体，正气抗邪于肌表浅层，以恶寒发热为主要表现的证候。表证多见于外感病的初期阶段，有起病急、病位浅、病程短的特征。

凡具有兴奋、亢进、躁动、明亮等表现，症状表现于外、向上、容易发现的，或病邪性质为阳邪致病，病情变化较快的，均为阳证。表证、热证、实证均属于阳证范围。

表证辨证

　　表证以发热、恶寒、舌苔薄白、脉浮为主证，可兼见头痛、鼻塞流涕、咳嗽等。由于病邪及体质强弱的不同，表证又可分为表寒证、表热证、表虚证和表实证。

表寒证： 多是由于外感风寒，病邪侵袭肌表而出现的证候，临床表现以恶寒重而发热轻、舌苔薄白、脉浮紧为特点。

表热证： 多由于外感风热，病邪侵犯肌表而出现的证候，临床特点为发热重而恶寒轻、舌边尖红、脉浮数。

表虚证： 是卫外阳气不固，腠理不密，易被外邪侵袭而出现的证候，临床表现除有表证症状外，以自汗或汗出恶风、脉浮缓为特征。

表实证： 是外邪侵入机体，阳气集于肌表，邪正相争，腠理密闭而出现的证候，临床表现除表证症状外，以恶寒、无汗、浮紧为特征。

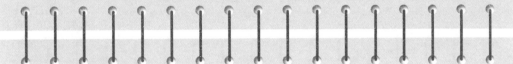

里证辨证

　　一般来讲，里证的形成有三种情况：一是表证不解，病邪内传入里；二是外邪直接侵犯脏腑；三是因为情志内伤、劳累过度、饮食不当引起脏腑气血功能失调所致。里证又可分为里寒证、里热证、里虚证和里实证。

里寒证： 多因阳气不足，或外寒入里所致。症见面色苍白、形寒肢冷、口不渴或渴喜热饮、腹痛喜温、小便清长、大便溏薄或清稀、舌淡苔白、脉迟。

里热证： 多因外邪入里化热，或热邪直中脏腑致使里热炽盛所致。症见面红身热、烦躁、渴喜冷饮、小便短赤、大便秘结、苔黄舌红、脉数。

里虚证： 里虚证分为虚寒证和虚热证。虚寒证多见畏寒肢冷、少气乏力、精神不振等；虚热证症状为形体消瘦、潮热盗汗、五心烦热等。

里实证： 里实证分为实寒证和实热证两种。实寒证症状为畏寒喜暖、面色苍白、四肢欠温、脉迟或紧；实热证症状为壮热喜凉、口渴饮冷、面红耳赤、烦躁、大便秘结、小便短赤、舌红苔黄、脉洪滑数实。

寒证辨证 ✎

寒证包括表寒证、里寒证、实寒证、虚寒证。常见症状有恶寒、喜暖恶凉、面色苍白、手足冰冷、大便多稀溏、小便清长、舌质浅淡或青紫、脉紧或迟等。

实寒证：多因机体感受寒邪，或过食生冷寒凉，起病急骤。以畏寒喜暖热、面色苍白、四肢欠温、肠鸣腹泻、痰鸣喘嗽、口淡多涎为主要症状。

虚寒证：是阳气不足，阴寒内盛，不能温养脏腑而出现的证候，以精神不振、畏寒肢冷、腹痛喜按、小便清长、大便稀薄、舌淡苔白、脉沉迟等为常见表现。

表寒证：表寒证是表证之一，特点是恶寒重、发热轻、无汗、脉浮而紧。多因寒邪客表而起。

里寒证：里寒证是指寒邪直中脏腑经络、阴寒内盛或阳气虚衰所表现的证候。多因外感寒邪、久病伤阳、过食生冷寒凉所致。

热证辨证 ✎

由于病因与病位不同，各类热证的临床表现也不尽一致。常见的有发热、恶热喜冷、口渴喜冷饮、面红目赤、烦躁不宁、五心烦热、潮热盗汗、痰涕黄稠、大便干结、小便短赤，甚或吐血、衄血、舌红苔黄而干、脉数等。

实热证：多因外感火热邪气，或体内阳热之气过盛，或过食辛辣温热之品、食积化热等原因所致，一般病势急骤，形体壮实，以发热、面红目赤、口渴喜冷饮、舌红苔黄、排出物稠浊、脉数为主要特征。

虚热证：多因房事劳伤，或内伤久病、阴液耗损、虚热内生等原因所致。以心烦不眠、口燥咽干、潮热盗汗、大便秘结、舌红、脉细数等为主要特征。

表热证：因感受风热阳邪所致的表证。以发热恶风、头痛、口渴咽痛、咳嗽痰黄、舌苔薄白或微黄、脉浮数为主要特征。

里热证：多因病邪内传或脏腑积热所致。以身热汗多、渴欲引饮、心烦口苦、小便短赤刺痛、舌红苔黄、脉洪数或弦数为主要特征。

虚证辨证 ✏

　　虚证形成的原因主要有两类：一类是先天不足，即一出生肾精、肾气就亏虚；二类是后天失养，如饮食不调、营血生化之源不足；或内伤脏腑气血致脾虚、气血化生不足；房劳不节、劳倦过度，耗伤肾阴肾阳；久病不愈、失治误治、损伤正气等，均可形成虚证。

阳虚证：以面色淡白或萎黄、精神萎靡、倦怠乏力、气短自汗、形寒肢冷、大便稀溏或滑脱、小便清长或失禁、舌质淡嫩、脉沉迟无力为主要特征的一类病证。

阴虚证：以形体消瘦、颧赤、五心烦热、潮热盗汗、心悸失眠、舌红少苔或无苔、脉细数无力为主要特征的一类病证。

气虚证：以面色无华、精神萎靡、倦怠乏力、少气懒言、气短自汗、形寒肢冷、大便溏泄或滑脱、小便清长为主要特征的一类病证。

血虚证：以容易出现眩晕、面白或面色萎黄为常见表现的一类病证。

气血两虚证：以舌淡、脉虚细无力为常见表现的一类病证。

实证辨证 ✏

　　实证产生的原因，主要有三个方面：一是外邪侵入人体，正气未衰，正邪相争，形成病势较为亢奋、急迫的外感实证；二是五志化火；三是脏腑功能失调气化失司，气机阻滞，产生瘀血、痰饮、水湿、结石、宿食等病理产物，壅聚停积于体内，逐渐形成内伤实证。

症状表现：发热烦躁，严重者神昏谵语，胸闷，痰涎壅盛，呼吸气粗，咳嗽喘满，疼痛而拒按，大便秘结，腹部胀，热痢下重，小便不利，淋沥涩痛，舌质坚敛苍老、舌若厚腻，脉实等。

阴证辨证 ✐

　　阴证是机体阳气亏虚、功能衰退的病理反映。阴主寒，主静，所以阴证多表现出神气不足和虚寒的征象。阳气亏虚，神失温养，导致精神萎靡，甚则嗜睡；阳虚无力运血上荣，面部津液不化，导致面色㿠白或暗淡；阳气亏虚，功能衰减，导致气短乏力，语声低怯而倦怠；形体失于温煦，导致畏寒肢冷；阳虚寒盛，津液未伤，导致口淡不渴；若阳气虚，不能化津上承于口，导致口不渴喜热饮而量不多；阳虚失于温运、固摄，导致自汗出、小便清长、大便溏泄；舌淡胖嫩、苔白滑润，脉弱或沉迟无力，是阳气亏虚的征象。

症状表现： 面色㿠白或暗淡，身重蜷卧，畏寒肢冷，精神萎靡，嗜睡，倦怠乏力，语声低怯，少气懒言，呼吸缓微，口淡不渴喜热饮，自汗，痰、涕、涎清稀，大便稀薄，小便清长，舌淡胖嫩、苔白滑，脉沉细、弱、微。

阳证辨证 ✐

　　阳证是邪热内盛，机体功能活动亢奋的病理反映。阳主动、主热，所以临床上多表现出躁动、身热面赤、心烦等症状。阳热内盛，扰乱心神，导致心烦，躁动不安；邪热内盛，蒸腾于外，导致身热喜冷；火热上炎，气血沸涌，面部脉络充盈，导致面红目赤；热盛伤津，导致口渴喜冷饮，尿赤，便秘；阳盛，功能亢奋，导致声高气粗；舌红苔黄燥，脉洪数有力是邪热炽盛的征象。

症状表现： 发热，或壮热，喜冷，面红目赤，心烦躁扰，语声高亢，呼吸快而粗，喘促痰鸣，涕黄稠，口渴喜冷饮，大便秘结或热结旁流，小便短赤涩痛，舌红绛或点刺、苔黄燥，脉实、洪、数、浮、滑。

第9课　脏腑辨证

脏腑辨证，是根据脏腑的生理功能、病理表现，对疾病证候进行归纳，借以推究病机，判断病变的部位、性质、正邪盛衰情况的一种辨证方法，是临床各科的诊断基础，是辨证体系中的重要组成部分。

脏腑辨证的意义和方法

脏腑辨证的意义在于能够较为准确地辨明病变的部位。由于脏腑辨证的体系比较完整，每一个脏腑有独特的生理功能、病理表现和证候特征，有利于对病位的判断，并能与病性有机结合，从而形成完整的证候诊断。所以，脏腑辨证是中医辨证体系中的重要内容，是临床辨证的基本方法，是各科辨证的基础，具有广泛的适用性，尤其适用于对内科、妇科、儿科等疾病的辨证。

脏腑辨证的基本方法，首先是辨明脏腑病位。脏腑病证是脏腑功能失调反映于外的客观征象。由于各脏腑的生理功能不同，所以反映出来的症状、体征也不相同。根据脏腑不同的生理功能及其病理变化来分辨病证，这是脏腑辨证的理论依据。所以熟悉各脏腑的生理功能及其病变特点，是脏腑辨证的关键所在。

脏腑辨证，包括脏病辨证、腑病辨证及脏腑兼病辨证。其中，脏病辨证是脏腑辨证的主要内容。由于脏腑之间具有表里关系，在生理、病理上也相互影响，因此将腑的部分病变归纳在脏病中间，这样便于理解。

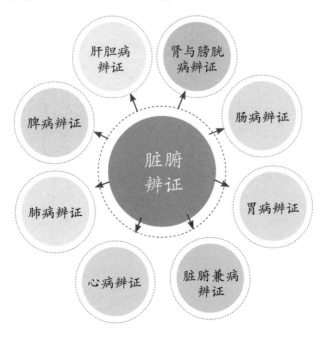

心病辨证

心的病变主要表现在两个方面：一是心脏本身及其主血脉功能的失常，二是心神的意识、思维等精神活动的异常。主要包含以下几个方面的证候。

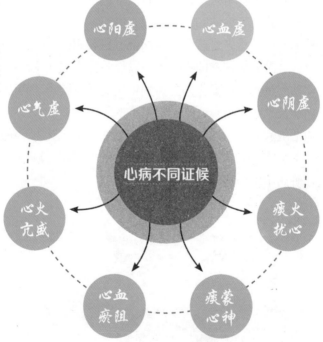

心阳虚一般是由心气虚发展而来，临床表现与心气虚有类似之处。

心血虚是指心阴亏虚与心血不足，不能濡养心脏而表现出的证候。

心气虚是由于身体虚弱，久病失养，或年老、脏气虚衰等原因引起的证候。

热病伤耗阴津，或因劳神太过导致暗耗营阴，都有可能形成心阴虚。

心火亢盛是火热之邪侵入，或情志之火内发所表现出来的证候。

痰火扰心是痰火结合，扰乱心神所表现出来的证候。

心血瘀阻是瘀血阻塞心络引发的证候。

痰蒙心神，又叫痰迷心窍，是痰浊蒙闭心窍，心神失常所表现出来的证候。

证候	临床表现	辨证要点
心气虚	心悸，气短，胸闷，自汗，精神疲倦，活动时加重，面色淡白，舌质淡红、苔薄白，脉虚	心脏及全身机能活动的衰减
心阳虚	心悸怔忡，气短，自汗，形寒肢冷，胸闷气喘，舌淡紫或淡胖，脉弱或结代；或见肢体浮肿，严重者可见大汗淋漓，四肢厥冷，脉微欲绝，神志恍惚	在心气虚的基础上出现虚寒之象
心血虚	心悸，眩晕，健忘，失眠多梦，面色无华，口唇色淡，脉细弱	心的常见症状与血虚证共见
心阴虚	心悸，心烦，失眠多梦，潮热盗汗，五心烦热，舌红少津，脉细而数	心的常见症状与阴虚证共见
心火亢盛	心烦，失眠，面赤，身热，口渴，尿黄，便干，舌尖红、苔黄，脉数，严重者可见神志不清，狂躁谵语	心、舌、脉等心系出现实火内炽的症状
心血瘀阻	心悸，气短，阵发性心痛，刺痛如绞，疼痛常牵引肩背内臂，时发时止，舌质暗红，有瘀斑、瘀点，脉细涩或结代，甚者可见唇色紫青、苔少、神昏、脉微欲绝	心、舌、脉等心系出现痰瘀血滞的症状
痰蒙心神	失眠多梦，心神不安，精神呆痴，表情淡漠，语无伦次，哭笑无常；或举止狂躁，语言不畅，突然昏仆，不省人事，喉有痰鸣音，舌质红、苔黄腻，脉滑数	以神志不清、错乱、昏迷与痰浊共见
痰火扰心	心烦，面红目赤，痰黄稠，喉中痰鸣，语无伦次，哭笑无常，狂躁不安，舌质厚、苔黄腻，脉滑数	以神志狂躁、心神不宁与热象、痰盛共见

肺病辨证

肺主呼吸，肺病主要表现出呼吸系统的症状，如咳嗽、哮喘、吐痰、咳血、气短、胸闷、口干咽痛、鼻塞流涕等。肺受外邪侵袭是实证，有风寒束肺、风热袭肺、燥邪犯肺、痰热壅肺、痰湿阻肺等。肺脏虚弱不足是虚证，又有肺气虚与肺阴虚之分。

肺气虚

　　肺气虚是肺气虚弱及肺功能减退表现出来的证候。
临床表现：咳嗽无力，神疲少气，动则尤甚，痰液清稀，面色淡白，声音低怯，形寒肢冷，容易感冒，舌质淡、苔白，脉虚或浮而无力。
辨证要点：咳喘无力兼气虚。

肺阴虚

　　肺阴虚是肺阴不足，虚热内生所表现出来的证候。
临床表现：干咳无痰，或痰少而稠不易咳出，有时痰中带血丝，盗汗，颧红，手足心热；或声音嘶哑，口干咽燥，舌红少津，脉细数。
辨证要点：干咳兼阴虚证。

风寒束肺

　　风寒束肺是感受风寒，肺气不宣表现出来的证候。
临床表现：咳嗽气喘，恶寒发热，头身痛楚，无汗，鼻塞，流清涕，痰多清稀，苔薄白，脉浮紧。
辨证要点：咳嗽兼风寒表证。

风热袭肺

　　风热犯肺是指风热侵犯肺系，肺卫受病所表现出来的证候。
临床表现：咳嗽，痰稠色黄，鼻塞、流黄浊涕，身热，微恶风寒，口干咽痛。
辨证要点：咳嗽兼风热表证。

痰热壅肺

痰热壅肺是外邪犯肺、郁而化热、热伤肺津、炼液成痰，或有宿痰、复感风热而出现痰与热结，壅阻肺络的证候。

临床表现： 发热，咳嗽，胸膈满闷，咯黄稠痰或痰中带血，甚则呼吸迫促，胸胁作痛，舌红、苔黄腻，脉滑数。

辨证要点： 痰热俱盛，咯多量黄稠痰。

热邪壅肺

热邪壅肺是热邪内壅于肺表现出来的证候。

临床表现： 咳嗽，痰稠色黄，发热口渴，胸痛，大便干结，小便短赤，舌红苔黄，脉数。

辨证要点： 咳喘、痰黄兼里热。

燥邪犯肺

燥邪犯肺是感受外界燥邪，肺卫失宣表现出来的证候。

临床表现： 干咳无痰，或痰少而黏，甚则咳血，口干咽燥；或见身热恶寒，胸痛，舌干苔薄，大便干结，脉数或浮数。

辨证要点： 肺系症状及干燥少津。

痰湿阻肺

痰湿阻肺是指痰湿阻滞肺气所表现的证候。多由脾气亏虚，或久咳伤肺，或感受寒湿等病邪引起。

临床表现： 咳嗽痰多、质黏色白易咯，胸闷，甚则气喘痰鸣，舌淡、苔白腻，脉滑。

辨证要点： 咳嗽痰多、质黏色白。

脾病辨证

脾的病变主要表现在饮食运化功能的迟钝，以及因营气亏虚、水湿潴留等导致的病变。症状多以食少无味、腹部胀满、大便溏泄、精神疲惫、脉象缓弱为主。除此之外，身体肥胖困重、肢体软、气短、带下量多、口甜或口腻等，也是脾病的特殊症状。

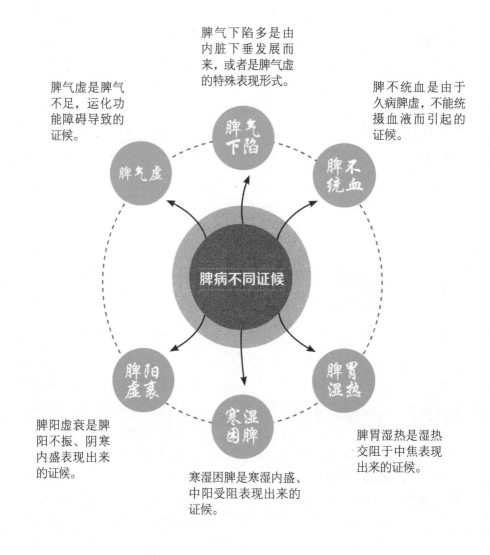

脾气虚是脾气不足，运化功能障碍导致的证候。

脾气下陷多是由内脏下垂发展而来，或者是脾气虚的特殊表现形式。

脾不统血是由于久病脾虚，不能统摄血液而引起的证候。

脾病不同证候

脾气虚

脾气下陷

脾不统血

脾阳虚衰

寒湿困脾

脾胃湿热

脾阳虚衰是脾阳不振、阴寒内盛表现出来的证候。

寒湿困脾是寒湿内盛、中阳受阻表现出来的证候。

脾胃湿热是湿热交阻于中焦表现出来的证候。

证候	临床表现	辨证要点
脾气虚	食少纳呆，脘腹胀闷，食后尤甚，腹满肠鸣，大便溏薄，形体消瘦，肢体倦怠，舌质淡、苔白，脉缓	消化功能减退和气虚证共见
脾气下陷	脘腹重坠作胀，食后尤甚，神疲，肢体倦怠，气短乏力，声低懒言，食欲不振，面白舌淡，脉缓；或见头晕目眩，便意频而肛门坠重，甚或脱肛、子宫下垂	内脏下垂兼气虚
脾不统血	便血，尿血，妇女月经过多，崩漏，伴有腹部作痛，食欲不振，神疲乏力，面色发黄，大便溏稀，小便清长；或见四肢困乏，皮下出血，舌质淡，脉细弱等证候	出血和脾气虚共见
脾阳虚衰	纳少腹胀，脘腹疼痛，喜按压，食欲减退，肠鸣嗳气，大便稀薄，小便清长；或见肢体困重，全身浮肿，小便不利；或见面色苍白无泽，形体消瘦，少气懒言，舌质淡胖、苔白，脉沉迟无力	脾失健运、纳少腹胀，兼虚寒之象
寒湿困脾	食欲不振，脘腹胀闷，恶心欲呕，口黏纳呆，口淡不渴，头身困重，腹痛泻泄，皮肤暗晦而黄，舌质淡胖、苔白厚腻，脉濡迟或缓，妇女常见白带多	寒湿中遏、脾失健运
脾胃湿热	脘腹胀闷，呕吐厌食，肢体疲乏，大便溏泄，小便短赤；或见面色晦黄，皮肤发痒；或见身热起伏，汗出而热不解	湿热内阻、脾失健运

肝胆病辨证 ✒

　　肝的病变涉及范围比较广，主要包括肝脏本身、藏血、情志活动、内脏气机、目、筋脉等方面功能活动失常以及肝经所过部位的病变等。症状多以胸胁胀痛、胁间积聚、黄疸、口苦、情志抑郁、急躁易怒、胆怯易惊、脉弦为主。许多眼疾、偏头痛、部分月经病、乳房疾患、眩晕、震颤、抽搐等"内风"证，也属于肝的病变。

肝气郁结

肝气郁结是肝失疏泄，气机郁滞表现出来的证候。

临床表现： 胸胁胀满，胸闷不舒，急躁易怒，嗳气，舌苔薄白或薄黄；或见呕逆吐酸，腹痛腹泻；妇女常见乳房作胀，月经不调。

辨证要点： 情志抑郁、胸胁胀满作痛。

肝胆火盛

肝胆火盛是肝经气火上逆表现出来的证候。

临床表现： 眩晕，耳鸣，面红目赤，口苦咽干，胁肋疼痛，心烦易怒；或见吐血，大便干结，小便短赤，舌质红、苔黄，脉弦数。

辨证要点： 肝经循行之部位表现为实火炽盛。

肝阳上亢

肝阳上亢是肝之用阳太过，亢扰于上表现出来的证候。

临床表现： 头痛眩晕，急躁易怒，失眠多梦，耳鸣如潮，头重脚轻；或见颧红，手足心热，口干咽燥，腰酸腿软，舌红绛，脉弦有力。

辨证要点： 肝阳亢于上、肾阴亏于下。

肝胆湿热

肝胆湿热是湿热蕴结肝胆表现出来的证候。

临床表现： 胁肋胀痛，口苦纳呆，腹胀呕恶，身热，大便不调，小便短赤，苔黄腻，脉弦数或滑数；或身目发黄，寒热往来；或阴部湿疹，有瘙痒感；或睾丸肿胀疼痛。

辨证要点： 胁肋胀痛，舌质红、苔黄腻。

寒滞肝脉

寒滞肝脉是感受外寒，肝经寒凝气滞所致的证候。

临床表现：头顶冷痛，遇寒更甚，呕吐清水，两胁及小腹胀痛，疝气，睾丸坠胀，阴囊收缩；或有四肢冰凉，舌苔白滑，脉沉紧或弦紧。

辨证要点：少腹牵引及睾丸坠胀冷痛。

胆郁痰扰

胆郁痰扰是痰热内扰，胆气不宁表现出的证候。

临床表现：心烦不安，胆怯易惊，胸闷，失眠，多梦，头晕目眩，苔黄腻，脉弦滑。

辨证要点：本证以惊悸失眠、眩晕、苔黄腻为审证要点。

肝血虚

肝血虚是肝脏血液亏少表现出来的证候。

临床表现：头晕耳鸣，面色淡白，爪甲不荣，失眠多梦，视物模糊；或肢体麻木，震颤；或妇女月经量少，质稀色淡。

辨证要点：肝系所属体窍失养与血虚证共见。

肝阴虚

肝阴虚是肝脏阴液亏虚表现出来的证候。

临床表现：头昏眼花，耳鸣如潮，眼睛干涩，胁肋疼痛，五心烦热，潮热盗汗，口干咽燥；或手足蠕动，舌红少苔。

辨证要点：肝系所属体窍失滋与阴虚证共见。

肝风内动

肝风内动是由肝阳亢盛进一步发展而来的。

临床表现：头晕眼花，突然昏倒，手足震颤，抽筋，流口水，喉内痰响；或有口眼歪斜，四肢抽搐，语言不畅或失语，半身瘫痪，脉弦动而硬。

辨证要点：以眩晕、抽搐、震颤等症状为审证要点。

肾与膀胱病辨证

　　肾的病变主要表现在代谢、生长发育、生殖功能的异常，脑、脊髓、骨骼以及某些呼吸、听觉、大小便的病变等，也常常与肾有关。

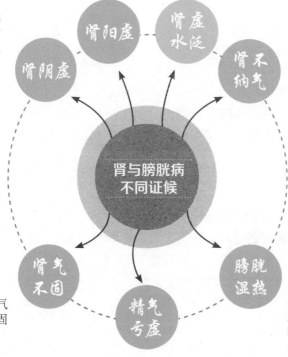

肾阳虚是肾气亏耗，阳气不振表现出来的证候。

肾虚水泛是久病伤阳，或素体阳虚，导致不能温化水液引起的证候。

肾阴虚是久病耗伤肾精，导致肾脏阴液不足引起的证候。

肾不纳气是肾气亏虚，摄纳无权，气不归元所产生的证候。

肾气不固是肾气衰弱，下元不固引起的证候。

膀胱湿热是湿热蕴结于膀胱，气化不利所产生的证候。

精气亏虚是肾精亏损表现出来的证候。

证候	临床表现	辨证要点
肾阴虚	形体虚弱，潮热盗汗，五心烦热，眩晕耳鸣，失眠健忘，多梦，腰腿酸软，遗精，口渴，舌红苔少，脉细数，男子阳强易举，女子经少或闭经	肾病主要症状与阴虚证共见
肾阳虚	面色苍白，腰膝酸软，形寒肢冷，精神萎靡，身体乏累，舌淡苔白，脉沉细数，男子阳痿、早泄，妇女宫寒不孕	生殖机能及代谢机能减退，兼有寒象
肾虚水泛	腹胀满闷，畏寒怕冷，心悸气短，腰膝酸痛，痰鸣，舌质淡胖、苔白滑，小便短少，脉沉弦	身体出现代谢障碍
肾不纳气	久病咳喘，呼多吸少，气不得续，动则益甚，声音低怯，神疲，咯痰稀薄，自汗，腰膝酸软，尿随咳出，舌淡苔白，脉弱；或喘息加剧，冷汗淋漓，肢冷面青，脉浮大无根或浮数无根；或气短息促，面赤心烦，口干咽燥，舌红，脉细数	久病咳喘，呼多吸少，气不得续，动则尤甚，同时伴有肾虚的症状
肾气不固	腰膝酸软，耳鸣，精神疲惫，小便频繁，尿后余沥不尽；或遗尿失禁，男子滑精早泄，妇女月经淋漓不尽、带下多而清稀	肾与膀胱固摄失职
精气亏虚	小儿发育迟缓、身材矮小、智力低下、行动迟钝、骨骼痿软，男子精少不育，妇女经闭不孕	生长发育迟缓，成人早衰，生殖功能减退
膀胱湿热	尿频、尿急，小便黄赤短少，尿道灼痛，小腹胀痛，或小便浑浊，或尿血，或尿有砂石，伴有发热，或见腰部胀痛，舌红、苔黄腻，脉滑数或濡数	尿频、尿急、尿涩痛，同时伴有湿热的症状

肠病辨证

小肠、大肠的病变主要反映在下消化道功能的失常，其主要证候包括便秘、泄泻、便结、便脓血、腹胀、腹痛、肠鸣等。

肠道湿热

肠道湿热是湿热之邪内结肠道表现出的证候。

临床表现：身热口渴，腹痛腹胀，舌质红、苔黄腻，脉滑数，肛门灼热，小便短黄；或暴注下泄粪如蛋汤；或腹泻不爽，粪质腥臭。

辨证要点：排便次数增多，或下利，与湿热内阻现象共见。

寒积肠道

寒积肠道是寒邪内侵，肠道气机阻滞导致的证候。

临床表现：腹胀冷痛，拒按喜热，腹泻清稀，便秘，恶寒，四肢发冷，面色苍白，舌苔白滑，脉弦紧。

辨证要点：腹痛难忍，腹泻。

虫积肠道

虫积肠道是虫卵随食物入口，在肠道内繁殖引发的证候。

临床表现：腹痛时有时无或突发腹痛，嗜食异物，大便排虫，面黄肌瘦，面有虫斑等。

辨证要点：腹痛、面黄体瘦、大便排虫。

肠燥阴亏

肠燥阴亏是体内阴血津液亏虚，大肠失去濡润表现出的证候。

临床表现：大便秘结干燥，难于排出；口干咽燥，或伴有口臭，头晕，舌苔黄燥，脉细涩。

辨证要点：大便干燥难排。

肠虚滑泄

肠虚滑泄是大肠阳气虚弱，不能固摄表现出来的证候。

临床表现：利下无度，甚至大便失禁、脱肛；腹痛隐隐，喜热喜按。

辨证要点：久泻久痢。

胃病辨证 /

胃的病变主要表现在三个方面：一是食欲与消化能力的变化，如食后脘胀不欲食；二是胃脘疼痛或痞胀不适；三是呕吐、呃逆、嗳气、恶心等胃气上逆的症状。

胃寒证

胃寒证是阴寒凝结胃腑表现出来的证候。

临床表现：胃脘冷痛，轻则绵绵不已，重则剧痛，恶心欲呕，口淡不渴，口泛清水；或脘腹部肠鸣辘辘，呕吐清水。

辨证要点：胃脘冷痛。

胃热证

胃热证是胃热火旺，阳气亢盛表现出来的证候。

临床表现：胃脘灼痛拒按，吞酸嘈杂，喜冷饮，口臭，牙龈肿痛，大便秘结，小便短赤，舌红苔黄，脉滑数。

辨证要点：胃病常见症状与热象共见。

胃阴不足

胃阴不足是胃阴亏虚，胃失濡润表现出来的证候。

临床表现：胃脘疼痛，口干舌燥，饥不欲食；或呕恶呃逆，口干咽燥；或脘痞不舒，大便干结，舌红少津，脉细而数。

辨证要点：脘痞兼阴虚证。

胃阳气虚

胃阳气虚是饮食不节、呕吐等导致胃气亏损表现出来的证候。

临床表现：胃脘时而作痛，喜温喜按，食欲减退，脘痞，口淡不渴，气短，身体疲怠，畏寒肢冷，舌质淡胖，脉沉无力。

辨证要点：胃失和降与阳虚证并见。

食滞胃脘

食滞胃脘是食物停滞胃脘，食积不化表现出的证候。

临床表现：胃脘胀闷疼痛，嗳气酸馊，吐酸腐食物，吐后胀痛稍减；或矢气酸臭，大便不爽，舌苔厚腻。

辨证要点：胃脘胀闷疼痛，嗳腐吐酸。

脏腑兼病辨证

　　人体内的脏腑，在生理上是一个有机联系的整体，脏与脏、腑与腑之间存在着分工协作的关系，脏与腑之间存在着表里相合的关系。因而在发生病变的时候，各脏腑之间，往往不是孤立无关的，而是时常相互影响的。脏病与脏、脏病与腑；腑病与腑、腑病与脏，凡是两个或两个以上的脏器相继或同时发病的，称为脏腑兼病。因此，只要掌握脏腑病变的各个单一证候的临床特点，就不难掌握脏腑兼病的证候。

证候	定义	临床表现	辨证要点
心肾不交	心肾水火既济失调表现出来的证候	心烦不眠，多梦，惊悸，健忘，头晕耳鸣，腰膝酸软，五心烦热，口干咽燥，舌红，脉细数	失眠兼见心火亢、肾水虚的症状
心肾阳虚	心肾两脏阳气虚衰，阴寒内盛表现出来的证候	心悸怔忡，昏昏欲睡，畏寒肢冷，小便不利，肢体浮肿，或唇甲淡暗青紫，舌淡暗或紫暗、苔白滑，脉沉微细	心、肾病常见症状兼寒象
心肺气虚	久病体虚，劳倦耗气，导致心肺两脏气虚引起的证候	心悸咳嗽，气短而喘，动则尤甚，胸闷，痰液清稀，声音低怯，面色苍白，头晕神疲，自汗，舌淡苔白，脉细无力	心悸咳喘与气虚证共见
心脾两虚	心血不足，脾气虚弱表现出来的证候	心悸心慌，失眠多梦，头晕健忘，饮食减少，面色萎黄，腹胀便溏，倦怠乏力，皮下出血，妇女月经量少色淡、淋漓不尽，舌淡嫩，脉细无力	心悸心慌，失眠多梦，面色萎黄，腹胀便溏，食欲不振
心肝血虚	久病体虚，心肝两脏血液亏虚表现出来的证候	心悸健忘，失眠多梦，头晕，耳如潮鸣，面色淡白，两眼干涩，视物模糊，肢体麻木，妇女月经量少色淡，舌质淡、苔白，脉细弱无力	心、肝病常见症状与血虚证共见
肝火犯肺	肝经气火上逆犯肺表现出来的证候	胸胁灼痛，急躁，易发怒，头晕目赤，心中烦热，咳嗽阵作，甚则咳血，舌质红、苔薄黄，口苦，脉弦数	胸胁灼痛，咳嗽阵作，口苦

（续表）

证候	定义	临床表现	辨证要点
肝脾不调	肝失疏泄，脾失健运表现出来的证候	胸胁胀满，流窜作痛，善太息，情志抑郁，食少纳呆，腹胀便溏；或腹痛欲泻，泻后痛减，苔白或薄黄，脉弦或弦缓	胸胁胀满，流窜作痛，食少纳呆，腹胀便溏
肝胃不和	肝失疏泄，胃失和降表现出来的证候	胸胁、胃脘胀闷疼痛，嗳气呃逆，吞酸嘈杂，烦躁易怒，舌质红、苔薄黄，脉弦；或巅顶疼痛，遇寒则甚，得温痛减	胸胁、胃脘胀痛，吞酸嘈杂
肝肾阴虚	肝肾两脏阴液亏虚表现出来的证候	头晕目眩，失眠健忘，耳鸣，咽干口燥，腰膝酸软，五心烦热，颧红盗汗，男子遗精，女子月经量少，舌红少苔，脉细而数	腰膝酸软，耳鸣与阴虚内热证共见
脾肾阳虚	脾肾两脏阳气亏虚表现出来的证候	面色白，形寒肢冷，腰膝或下腹冷痛，久泻久痢不止；或五更泄泻，小便不利，面浮肿；甚则腹胀如鼓，舌淡胖、苔白滑，脉弱或沉迟无力	下腹冷痛，久泻久痢不止与寒证并见
脾肺气虚	脾肺两脏虚表现出来的证候	久咳不止，短气乏力，声低懒言，痰多稀白，食欲减退，腹胀便溏，面色淡白，甚则面浮足肿，舌淡苔白，脉细弱	咳喘，腹胀便溏与气虚证共见
肺肾阴虚	肺肾两脏阴液不足表现出来的证候	咳嗽，痰少，或痰中带血，口干咽燥，声音嘶哑，形体消瘦，腰膝酸软，骨蒸潮热，男子遗精，女子月经不调，舌红少苔，脉细数	久咳痰血，腰膝酸软与阴虚证共见

第10课 病性辨证

病性辨证是根据中医学理论，对四诊收集过来的资料，即患者所表现的各种症状、体征等，进行分析、归纳和判断，从而确定疾病当前证候性质的辨证方法。下面主要介绍病性辨证里的气血辨证和津液辨证内容。

气血辨证

气血辨证，是运用中医脏腑学说关于气血的理论，对气血产生的病变进行分析，以此来辨别不同病证的一种辨证诊病方法。

气病辨证

气的病证很多，主要分为气虚类与气滞类两大类。气虚类包括气虚证、气不固证、气陷证、气脱证；气滞类包括气滞证、气逆证、气闭证。

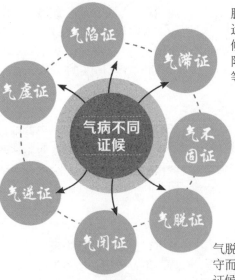

气陷证是气虚无力升举而反下陷的证候。气虚证进一步发展或身体劳累过度损伤了脏器都有可能导致气陷证。

气滞证是人体的某一脏腑或某一部位气机阻滞、运行不畅表现出来的证候，多由情志不舒，或阳气衰弱，或邪气内阻等因素引起。

气虚证是脏腑组织机能衰退表现出来的证候，多由久病体虚、积劳过重、年老体衰等因素引起。

气病不同证候

气不固证指气虚而失其固摄功能引起的证候。

气逆证是人体体内气机应降反升或升发太过表现出来的证候。人体脏腑、经络的气机会因病邪入侵而产生紊乱。如果这种紊乱表现为气机异常上逆，便形成了气逆证。

气脱证是气不内守而外脱引起的证候。

气闭证是气的外出受阻，突然闭厥引起的证候。

证候	临床表现	证候分析	辨证要点
气虚证	少气懒言，发音微弱，神疲无力，头晕目眩，舌苔淡白，脉虚无力等	由于元气不足，脏腑功能减退，故出现神疲乏力，少气懒言；卫气虚弱，不能固护肤表，故自汗畏风；营气虚不能上承于舌，故舌淡嫩；气虚鼓动血行之力不足，故脉虚无力	全身机能活动减退
气不固证	气短疲乏，面白，脉虚无力；或见自汗不止；或为出血不止；或见二便失禁；或妇女出现崩漏、滑胎；或见男子遗精、早泄	肺气亏虚，肌腠不密，卫气不固，故常有自汗，易感外邪；脾气亏虚，不能统摄血液，血溢脉外，故见各种出血；肾气亏虚，下元固摄失职，则二便失禁、遗精、滑胎	肺、脾、肾等脏气失固摄的特征性表现与气虚症状共见
气陷证	头晕眼花，身体倦息，久泄不止，腹部有坠痛感，舌苔淡白，脉弱等	由于中焦气弱，清阳不升，浊阴不降，故见头晕眼花；中焦虚，举升无力而反陷于下，故见腹部坠胀、尿意频数、脱肛、气少乏力	内脏下垂
气滞证	疼痛，胀闷，脉弦	气机运行不畅、不通则脘腹胀闷、疼痛；气机不利，脉气不舒故见脉弦。因气聚散无常，故疼痛多见胀痛、窜痛、攻痛，部位不定，按之无形，时轻时重	疼痛，胀闷
气逆证	咳嗽，喘息，呃逆，嗳气，恶心，呕吐，头痛，眩晕，昏厥，气从少腹上冲胸咽	肺气失于肃降而上逆则咳嗽，喘息；胃气失于和降而上逆则呃逆，嗳气，恶心，呕吐；肝气失调，升发太过而无制，气血上冲头目则头痛，眩晕，昏厥，肝气循经上冲则气从少腹上逆胸咽	气机逆而向上，头胀痛，咳喘，呕吐
气闭证	呼吸气粗，口噤不能开，严重者甚至会突然昏倒	强烈精神刺激，使神机闭塞；砂石、虫、痰等阻塞脉络、管腔，导致气机闭塞	突然昏倒，诸窍闭塞
气脱证	头晕昏迷，面色苍白，汗出不止，呼吸微弱，四肢发冷，二便失禁	多由气虚进一步发展，元气亏极而外脱。元气欲脱，脏气衰微，肺无力司呼吸，则呼吸微弱而不规则；津随气泄则汗出不止；气脱下元失固，则二便失禁；神失所主故昏迷或昏仆	眩晕昏仆，诸窍闭塞，全身松弛

血病辨证

　　血液是维持人体生命活动的重要营养物质，血液要始终有规律地在脉管内循环运行并散布于周身。血液不足和血行失常是导致血病的基本病机。血病的证候可以分为以下六种。

血瘀证是指脉管内血液运行不畅，或血溢脉外而停留体内所引起的证候。

血热证是内热炽盛，热迫血分表现出来的证候。本证的火（热）邪可以是外界热邪，也可以是情志过激、食积等化生的内热。

血虚证是因血液亏虚导致脏腑组织器官失去濡养的虚损证候。生血不够和耗血过多是形成血虚的基本机理。

血瘀证

血虚证

血热证

血病不同证候

血寒证

血瘀血虚证

血热搏结证

血寒证是指局部脉络寒凝气滞，血行不畅所表现出来的证候。

血热搏结证是血瘀证和热证共见的证候。

血瘀血虚证是血瘀证和血虚证并存的证候。

证候	临床表现	证候分析	辨证要点
血虚证	颜面、眼睑、口唇、舌质、爪甲的颜色淡白，脉细无力	血液亏虚，脉络空虚，形体组织缺乏濡养荣润	全身虚弱和体表肌肤黏膜组织呈现淡白
	头晕眼花，两目干涩，手足发麻，妇女月经量少、色淡	血虚而脏器、组织得不到营养	
	多梦，健忘，神疲等	血虚失养而心神不宁	
血瘀证	刺痛，固定，拒按等	瘀血内积，气血运行受阻，不通则痛	局部刺痛拒按，肿块质硬，面、唇、舌等色泽有变化
	夜间痛增	夜间阳气内藏，阴气用事，血行较缓，瘀滞益甚	
	肿块紫暗，出血紫暗	血液瘀积不散而凝结成块	
	皮肤干涩，肌肤甲错	血行障碍，气血不能濡养肌肤	
	面色黧黑，唇甲青紫	血行瘀滞，则血色变紫变黑	
	络脉显露，丝状红缕，舌现斑点，脉涩等	脉络瘀阻	
血热证	面红目赤，舌绛，脉数疾	热在血分，血行加速	出血势急、血色鲜红，或疮疡红肿热痛、烦躁不安、狂乱、舌质红绛、脉数有力
	各种出血	血热迫血妄行	
	心烦，失眠，躁扰不宁，甚则狂乱、神昏谵语	血热内扰心神	
	疮痈脓疡	热邪内犯营血，灼肉腐血	
	身热夜甚，口渴	热邪升腾，耗伤津液之象	
血寒证	手足、颜面、耳垂等部位疼痛	寒凝脉络，气血运行不畅，阳气不得流通，组织失于温养	局部冷痛、剧痛或肿胀青紫，肤色紫暗，得温则减，舌淡紫、苔白滑，脉沉迟或弦涩
	麻木，肿胀，关节冷痛，喜暖恶寒，肢体发凉	寒性凝滞收引	
	肤色紫暗，妇女经色紫暗，夹有血块	血行不畅之瘀血征象	
血瘀血虚证	头晕目花，心悸，失眠多梦	血虚	血虚与血瘀共见
	舌质淡而有瘀斑，脉细涩	血瘀	
血热搏结证	发热疼痛，喜冷，或见出血，或有肿块，舌质暗红，脉数。血热搏结于胃肠或下焦，可以兼见健忘，腹胀满痛	因感受外邪，或情志所伤，肝郁气滞而致血瘀；或脏腑功能失调；或瘀血滞留，郁久而化热所形成的热邪与瘀血相裹结	血瘀与热证共见

气血同病辨证

气血同病辨证，是用于既有气的病证，同时又兼见血的病证的一种辨证方法。气和血具有相互依存、相互资生、相互为用的密切关系。因而在发生病变时，气血常可相互影响，既见气病，又见血病，即为气血同病。气血同病常见的证候有气滞血瘀、气虚血瘀、气血两虚、气不摄血、气随血脱等。

气虚血瘀证

久病气虚，运血无力的证候。临床表现为面色苍白或晦滞，身体倦乏，舌淡暗或有紫斑，脉沉涩。本证的辨证要点是虚中夹实。

气滞血瘀证

气机郁滞，以致血运障碍的证候。临床表现为胸胁胀闷，走窜疼痛，急躁易怒等。本证的辨证要点是气滞证与血瘀证共见。

气血两虚证

久病不愈，气虚不能生血，血虚无以化气所致的证候。临床表现为头晕目眩，少气懒言，周身乏力，汗出，心悸等。本证的辨证要点是气虚与血虚的证候共见。

气血同病不同证候

气不摄血证

气虚失其摄血之功，气虚与失血并见的证候。临床表现为吐血，便血，皮下现瘀斑，妇女可见崩漏、气短、身倦乏力、面色白而无华等。本证的辨证要点是出血和气虚证共见。

气随血脱证

大出血时引起阳气虚脱的证候。临床表现为大出血时突然面色苍白，四肢厥冷，汗出如浆，甚则晕厥；舌淡，脉微细欲绝，或浮大而散。本证的辨证要点是大量出血时，随即出现气脱之证。

津液辨证

津液是人体内一切正常水液的合称，有重要的生理功能，津液的化生、输布和排泄是人体正常的代谢活动。津液辨证，是分析津液病证的辨证方法。津液病证，一般可概括为津液亏虚证和津液内停证两个方面。

津液亏虚证

津液亏虚证是由于人体内津液亏少，导致脏腑、组织、孔窍失去濡润而出现的证候。津液不足导致人体内水分缺乏，所以又被称为"内燥"。摄入水分不足和津液消耗过多是形成津液亏虚的主要原因。

临床表现：口唇干裂，舌红少津，肌肤干燥无泽，毛发枯干，喜饮水，大便干结，小便短少，疲倦乏力，脉细数。

辨证要点：肌肤、官窍有干燥枯涩症状，肌肤枯干无泽，慢性消瘦。

津液内停证

津液的输布、排泄障碍会导致津液内停，进而产生痰、饮、水、湿等病理物质，形成痰证、饮证、水证和湿证。痰、饮、水、湿四邪可以相互转化，又可以结合致病，没有严格的区分。由于内湿证与六淫中湿邪引起的外湿证大致相同。所以下面只介绍水停证、痰证、饮证三证。

水停证

水停证指体内水液因气化失常而停聚，以肢体浮肿、小便不利，或腹胀、

舌淡胖等为主要表现的证候。多因风邪外袭，或湿邪内阻，或房劳伤肾，或久病肾虚等，影响肺、脾、肾的气化功能，使水液运化、输布失常而停聚为患。此外，瘀血内阻，经脉不利，亦可影响水液的运行，使水蓄腹腔等部位，而成血瘀水停。

临床表现：头面、肢体甚或全身水肿，按之凹陷不易起，或为腹水而见腹部膨隆、叩之音浊，小便短少不利，身体困重，舌淡胖、苔白滑，脉濡缓。

证候分析：水为有形之邪，水液输布失常而泛溢肌肤，故以水肿、身体困重为主证；水液停聚腹腔，而成腹水，故见腹部膨隆、叩之音浊；膀胱气化失司，水液停蓄而不泄，故见小便不利；舌淡胖、苔白滑，脉濡，是水湿内停之证。

辨证要点：肢体浮肿、小便不利，或腹大痞胀，舌淡胖。

痰证

痰是体内水液凝结而成，具有稠浊、黏滞性的病理产物。痰流动性小且难以消散，可以停聚于人体的脏腑、经络、组织之间。痰证包括风痰、湿痰、热痰、寒痰、燥痰和痰结。

证候	定义	临床表现	辨证要点
风痰	痰盛而动风的证候	头晕目眩，喉中痰鸣，口眼歪斜，四肢麻木，半身不遂，舌苔厚腻，脉弦滑	以痰盛加动风的表现为特征
湿痰	湿聚成痰，而又兼湿象	痰稀量多，呕恶，身重困倦，舌苔厚腻，脉滑	痰盛加湿象
热痰	痰热结合产生的证候	烦热，咳痰黄稠，喉痹，面赤口干，大便干结，舌苔黄腻，脉滑数	热象兼黄稠痰
寒痰	寒与痰凝结导致的证候	咳吐稀白痰，畏寒，四肢不举，舌苔白滑，脉沉迟	稀白痰兼有寒象
燥痰	感受燥邪，或热灼津液而成痰表现出来的证候	咳痰黏稠，痰少色白，如米粒状；面白色枯	黏痰加燥象
痰结	以痰结聚于局部的证候	疮疡、痰核、乳癖、梅核气等，苔白腻或黄腻，脉滑	局部结块而兼苔腻

饮证

饮是体内津液内停，形成较清稀而易流动的病理产物。饮证包括痰饮、悬饮、溢饮、支饮。

证候	定义	临床表现	辨证要点
痰饮	饮留胃肠而出现的证候	胸胁支满，胃中有振水之音，或肠间水声漉漉，口不渴或不欲饮，眩晕，心悸，气短，舌苔白滑	胃中振水音，肠间水声漉漉
悬饮	水饮流于胸肠表现出来的证候	胁下胀满，咳嗽或唾涎时引起两胁疼痛，甚则转身及呼吸均作痛，头痛目眩，或胸背掣痛不得息，舌苔滑，脉沉弦	胁下胀满，头痛目眩，胸痛掣背
溢饮	水饮流于四肢肌肉而出现的证候	肢体疼痛而沉重，畏冷，周身乏力，小便无力，发热恶寒而无汗，苔白，脉弦而紧	肢体痛重，浮肿
支饮	饮邪停留于胸膈胃脘，上迫于肺，肺失肃降所致的证候	呼吸困难，咳喘上逆，烦躁不安，乏力，胸痛，心悸，腹胀；常伴发热、面色苍白、唇甲紫暗、出汗、肢体浮肿或腹水等	咳喘不得卧，咯白痰

第11课　卫气营血辨证

卫气营血辨证，是清代医学家叶天士首创的一种论治外感温热病的辨证方法。

四时温热邪气侵袭人体，会造成卫气营血生理功能的失常，破坏了人体的动态平衡，从而导致温热病的发生。此种辨证方法是在伤寒六经辨证的基础上发展起来的，又弥补了六经辨证的不足，从而丰富了中医辨证学的内容。

卫气营血代表温热邪气侵犯人体所引起的疾病深、浅、轻、重不同的四个阶段，其相应临床表现可概括为卫分证、气分证、营分证、血分证四类。

证候	定义	病位深浅	临床表现
卫分证	常见于外感热病的初期，是温热病邪侵犯肺与皮毛所表现的证候	属表，较浅	发热，微恶寒，头痛，口干，咽痛，舌尖红，脉浮数
气分证	是温热病邪由表入里，阳热亢盛的里热证候	多由卫分证转化而来，病位较深	身体壮热，不恶寒，反恶热，汗出而热不解，舌红苔黄，脉数
营分证	为温热病邪内陷营阴的证候	病位多在心与心包络，较深重	①营热阴伤者：身热夜甚，口干而不甚渴饮，心烦不寐，甚则神昏谵语，或见斑疹隐隐，舌质红绛，脉象细数 ②热闭心包者：身热灼手，时时昏谵，或昏愦不语，舌蹇肢厥，舌红绛，脉细数
血分证	为邪热深入血分而引起耗血动血的证候	是卫气营血病变的最后阶段，也是温热病发展演变过程中最为深重的阶段	①血热妄行证：在营分证的基础上，更见灼热躁扰，昏狂谵妄，斑疹透露，吐衄，便血，尿血，舌质深绛或紫，脉细数 ②血热伤阴证：持续低热，暮热朝凉，五心烦热，口干咽燥，心烦不寐，舌上少津，脉虚细数

第12课　病因辨证

　　病因辨证是以中医理论为依据，通过对临床资料的分析，识别疾病属于何种因素所致的一种辨证方法。下面主要介绍六淫、疫疠辨证，饮食劳伤辨证，情志内伤辨证。

六淫、疫疠辨证

　　六淫的致病特点：一是与季节和居住环境有关，如夏季炎热，患暑病的人多，久居潮湿之地，易感受湿邪；二是六淫属外邪，多经口鼻、皮毛侵入人体，病初常见表证；三是六淫常相合致病，而在疾病发展过程中，又常常相互影响或转化。

因感受风邪而引起的一类病证。因风为百病之长，其性轻扬开泄，善行数变，故具有发病急、消退快、游走不定的特点。

因感受寒邪引起的一类病证。因寒为阴邪，其性清冷，凝滞收引，故易伤人阳气，阻碍气血运行。

夏季感受暑邪所致的一类病证。因暑性炎热升散，故该病必见热象，易耗气伤津，且暑多挟湿，常与湿邪相混成病。

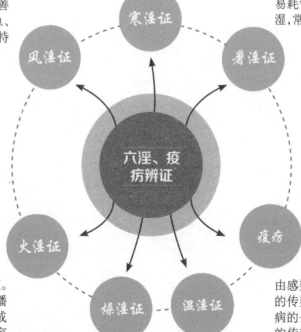

火热病邪所致的病证。因火热之邪，其性燔灼急迫，常见全身或局部有显著热象，容易耗伤阴津，使筋脉失于滋润而动风，亦可迫血妄行而出血。

感受燥邪所致的一类病证。燥性干燥，容易伤津液，临床有凉燥与温燥之分。

感受湿邪所致的一类病证。因湿性重着、黏滞，易阻碍气机，损伤阳气，故其病变常缠绵留滞、不易速去。

由感染瘟疫病毒而引起的传染性病证。疫疠致病的一个特点是有一定的传染源和传染途径。其致病具有传染性强，并迅速蔓延流行的特点。

证候		临床表现
风淫证	伤风	恶风，微发热，头痛，汗出，鼻塞流涕，咽痒咳嗽，苔薄白，脉浮缓
	风痹	四肢或周身关节游走性疼痛
	风水	发热，恶风，头面或下肢浮肿，小便不利
	风疹	皮肤瘙痒，漫无定处，皮肤出现块状丘疹，或红或白，时隐时现，遇风加剧
	风中经络	突然面部麻木不仁，口眼歪斜，甚则流涎
	破伤风	外伤后颈项拘急，口噤不开，肢体抽搐、痉挛、角弓反张等
寒淫证	伤寒	恶寒、发热、无汗、头痛、身痛，或咳嗽气喘、鼻塞、脉浮紧、苔薄白
	中寒	呕吐清水，肠鸣泄泻，脘腹冷痛，痛剧急骤、遇寒加剧，苔白厚，脉沉紧或弦
	寒痹	四肢关节疼痛，抽筋，屈伸不利，遇寒加剧
暑淫证	伤暑	身热，汗多，渴饮，溲赤，疲乏无力，舌红，脉虚数，或纳呆呕恶，脘腹胀满，大便溏泄
	中暑	夏季高温突然发热，猝然昏倒、汗出不止，手足厥冷，口渴，呼吸急促，甚则昏迷惊厥，舌绛干燥，脉濡数或大而虚
	暑温	发病急骤，初起即有高热，汗多，烦渴，舌红苔黄，脉洪数等症状；传变迅速，重者多有神昏抽搐

（续表）

证候		临床表现
湿淫证	伤湿	恶寒发热、头胀而痛，胸闷纳呆、脘痞、恶心，或口不渴，肢体困重酸楚，疲乏无力，苔薄白而腻，脉濡或缓
	冒湿	头重如裹，肢体酸楚，周身倦怠等
	湿痹	肢体关节肿痛、酸楚、沉重，屈伸不利
	湿温	身热不扬，朝轻暮重，汗出而热不解，脘闷食少，便溏不爽，肢体困倦等
燥淫证	凉燥	头微痛，恶寒，无汗，咳嗽，喉痒，鼻塞，舌白而干，脉浮
	温燥	身热有汗，口渴，咽干，咳逆胸痛，甚者痰中带血，以及上气鼻干，舌干苔黄，脉象浮数
火淫证	实火	面红目赤，壮热，口渴喜冷饮，心烦，便秘或泻下黏秽，小便短赤，狂躁不安，甚则神昏谵语，抽搐，吐衄
	火毒	出现疮疡疔毒，局部红肿热痛，脓血杂见，常伴有壮热、口干舌燥、神昏躁狂、舌红、脉数有力等症状
疫疠	瘟疫	初起悸寒而后发热，继而内外俱热而不寒，日晡热甚，身痛、头痛、头汗多、面色垢滞有如烟熏，心烦懊恼，甚则谵语神昏，苔白如积粉
	疫疹	初起发热遍体炎炎，头痛如劈，斑疹透露，或红或赤，或紫或黑，脉数。如兼咽喉红肿作痛，舌质鲜红、上有大红点者为烂喉痧；如兼有面、颈、肩、手等部皮肤出现红疹，继成水泡，随即坏死呈黑色者为疫疔；若病人初起面青，肢冷，昏愦，头痛剧，头汗多，腹内绞痛，欲吐不吐，欲泻不泻者为闷疫
	瘟黄病候	初起发热恶寒，随即卒然发黄，或四肢逆冷，全身、齿垢、白眼珠黄色深，名急黄，严重者或神昏谵语，或遗尿旁流，甚至舌卷囊缩、循衣摸床

饮食劳伤辨证 ✎

　　饮食劳伤是指由于饮食、劳倦和房事所伤而引发的证候。具体来说，可以分为饮食所伤、劳逸所伤和房事所伤。

饮食所伤

　　主要由于饮食不当、暴饮暴食、误食毒物或消化不良等原因所引起的证候。

　　临床表现：伤及胃部的，会出现胃痛胃胀、食欲下降、胃泛酸水、舌苔厚腻、脉象滑而有力等症状；伤及肠部的，则会出现腹痛、腹泻症状；误食有毒食物的，一般会出现恶心呕吐、腹部绞痛、上吐下泻症状。

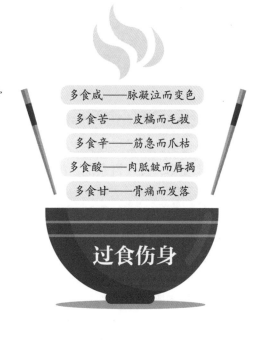

多食咸——脉凝泣而变色
多食苦——皮槁而毛拔
多食辛——筋急而爪枯
多食酸——肉胝皱而唇揭
多食甘——骨痛而发落

过食伤身

劳逸所伤

　　主要由于过分劳累损伤元气，或过分安逸使气血运行受阻而引发的证候。

　　临床表现：如果过度劳累损伤元气，则会出现全身疲倦、手足无力、懒言嗜卧、食欲下降、脉象缓大或细等症状；如果过度安逸，使气滞血瘀，气血运行不畅，则会出现手足发软无力、身体发胖、行动不便、气短心慌、稍稍一动则喘等症状。

房事所伤

　　主要由于房事过度损伤精气，而引发的一种证候。

　　临床表现：如果房事过度引起阴虚，一般会出现咳嗽、咯血、心慌、盗汗、骨蒸潮热等症状；如果引起阳虚，则会出现四肢发冷、腰膝酸软、梦遗滑精、阳痿早泄等症状。

情志内伤辨证

　　情志内伤证是指七情太过、不及，或持续时间过久，导致机体阴阳失调，气血不和，经脉不通，脏腑功能紊乱而产生的病证。当外来的精神刺激过于强烈，或持续过久，超过了正常活动范围，便可导致情志内伤证的发生。

情志内伤证的致病原因

　　一是由情志因素导致；二是出现异常的情志变化，使气机紊乱，脏腑功能失常，严重时可以损伤精气，甚至会危及生命。

情志与内脏的关系

　　情志病证，常与患者个性有关，人事环境为其内因。不同的情志变化，对内脏均有不同的影响。《黄帝内经·素问·阴阳应象大论篇》指出："喜伤心、怒伤肝、忧伤肺、思伤脾、恐伤肾。"五脏之间相互依存、相互制约，因此，情志所伤也可相互影响，临床上所表现的病证也颇为复杂。辨证时除详查病因之外，还需仔细审查脏腑见证，方可论治有据。

情志病证分为哪几类

　　情志病证指以精神心理异常为主要症状表现的一类疾病以及在疾病发生、发展、转归和防治过程中，情志因素起重要作用的一类疾病。具体而言，中医学所论的情志疾病主要包括以下几类。

　　1. 情志异常所致的以精神心理症状为主的一类疾病，如郁证、厥证、脏躁、不寐、癫证、狂证、癔病等。亦包括现代医学中的人格障碍与情感障碍、重型精神病、精神发育迟滞、神经症、创伤后应激障碍等各种精神心理疾病。

　　2. 情志异常所致的以形体症状为主的一类疾病，如哮喘、泄泻、阳痿、痛经等。这类疾病基本等同于现代医学中的身心疾病，涉及范围较广，包括内、外、妇、儿各科的多种疾患。

　　3. 由于形体病变所致的以精神心理症状为主的一类疾病，如女性绝经前后诸证等。亦包括现代医学中的卒中后抑郁症等。

　　情志异常强调的是一种病理状态或过程，而情志疾病所强调的是一些具体的精神心理疾患和身心疾病。

Q 情志病证包括哪几个方面？
有哪些症状表现？

情志包括七情，分别是喜、怒、忧、思、悲、恐、惊七种情志活动，是人的精神意识对外界事物的反应，是人人皆有的情绪体验。

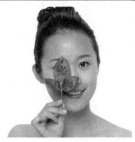

多笑能减少疾病的发生。

喜伤证

定义： 指因惊喜过度而难以抑制，伤及心神所引起的证候。

临床表现： 精神涣散，心悸不宁，少寐难安，语无伦次，哭笑无常，精神迷乱，举止失常，脉数无力。

忧伤证

定义： 过度忧虑，损伤肺脾，使气机阻塞导致的证候。

临床表现： 全身无力，精神疲倦，食欲下降，闷闷不乐等。

悲伤证

定义： 指悲伤过度，致使气机消沉，伤及肺心诸脏引起的证候。

临床表现： 善悲欲哭，意志消沉，精神萎靡，疲乏少力，神气不足，烦热躁乱，情绪抑郁等。

惊伤证

定义： 指过度惊吓，损伤心神，使气机紊乱导致的证候。

临床表现： 心神不宁，精神错乱，语无伦次，举止失常等。

七情致病是使人体生病的"内因"，因此平时要保持心态平和，才能让身体康健。

怒伤证

定义： 怒伤证是指过度愤怒或长期郁结，导致肝失疏泄，肝气上逆所产生的证候。

临床表现： 急躁易怒，两胁胀痛，面红目赤，头胀头痛等。

思伤证

定义： 指思虑过度，伤及心脾而致脏腑气机紊乱产生的证候。

临床表现： 腹部胀满，食欲不振，形体消瘦，倦怠乏力，面色萎黄，头晕健忘，失眠多梦等。

恐伤证

定义： 指恐惧过度，导致气泄下行，肾失固摄所产生的证候。

临床表现： 恐惧不安，心悸不宁，夜寐难安，甚至神智错乱，语言举止失常，下焦胀满，遗精滑精、阳痿，甚则二便失禁，舌苔薄白，脉弱。

四气
五味

升降
沉浮

常用
中药

方剂
配伍

方剂
组成

常用
方剂

第三章
中药与方剂：治病的良方

　　中药是在中医理论指导下，用来预防、治疗疾病的药物，并具有促进康复与保健的作用。几千年以来，中药学以中医理论为基础，形成了独特的理论体系，内容非常丰富。

　　方剂由各类性能的中药组成，它的起源与发展、组成与变化等，需要我们认真学习，才可以全面了解和掌握。需要注意的是，本章中提供的方剂组成配比，需要在医生指导下根据个人情况调整后再使用。

第13课 中药是如何治病的

中药的发现与应用历史悠久，源远流长。中药取材于大自然，资源丰富。自古以来，我国劳动人民一直以中药作为防治疾病的主要武器，逐步积累了宝贵的经验和丰富的中药理论知识。

中药对人体有什么作用

中药可调整人体阴阳失衡状态

中医认为，人体发生疾病，主要是由于阴阳失调，中药能补虚泻实，调整阴阳，使人体恢复到平衡状态。

中药可多靶点治疗人体疾病

现代药理研究证实，中药中含有大量的各类生物碱、挥发油、鞣质、有机酸等成分，可以对人体的某些脏器组织及其功能活动进行调节，或能抑制、杀死各种致病性的病原体，从而达到治疗疾病的目的。

中药可养心安神

中医学认为"心藏神、主神明"，说的是人的精神、意识和思维活动。而中药防治疾病主要途径便是安心养神。利用中药补益心血的功效，自然使人神志清晰、思维敏捷，表现出良好的心理状态和精神状态。当然，心血对大脑的滋养，还要借助心气和肺气的推动，心肺之气旺盛，血脉就会充盈，这样才能保证"心神"正常发挥其功能作用。因此，养心血的同时不要忽视了益心肺之气。

中药的产地、采集、炮制

中药的产地与道地药材

自古以来医家非常重视道地药材。所谓道地药材，又称地道药材，是指历史悠久、产地适宜、品种优良、产量宏丰、炮制考究、疗效突出、带有明显地域特点的药材。例如，甘肃的当归，宁夏的枸杞，青海的大黄，内蒙古的黄芪，东北的人参、细辛、五味子，山西的党参，河南的地黄、牛膝、山药、菊花等。

中药的采集

中药的采收季节、时间、方法和贮藏等都有严格要求，所以，采药要根据不同的药用部分，如植物的根、茎、叶、花、果实、种子或全草都有一定的生长成熟时期，动物有一定的捕捉与加工时期。只有有计划地进行采制和贮藏，才能得到产量较高和品质较好的药物。

中药的炮制

炮制，又称炮炙，是指药物在应用或制成各种剂型之前，根据医疗、调制、制剂的需要而进行必要加工处理的过程。常见的炮制方法有洗、漂、泡、渍、炒、炮、煨、炙、烘、焙、蒸、煮、淬等。

植物类的药物采收原则有哪些？

1. 全草、茎枝及叶类药物大多在夏秋季节植株充分成长、茎叶茂盛或开花时期采集。

↓

2. 根和根茎类药物一般在秋季植物地上部分开始枯萎或早春植物抽苗时采集。

↓

3. 花类药物多在花未开放的花蕾时期或刚开时采集，以免香味失散、花瓣散落影响质量。

↓

4. 果实类药物除少数用未成熟果实，如青皮等外，一般应在果实成熟时采集。

↓

5. 种子通常在完全成熟后采集。

↓

6. 树皮和根皮类药物通常是在春夏间剥取。

中药的四气五味

中药的药性以气为阳，以味为阴。气分为寒、凉、温、热四种，其中寒、凉属阴，温、热属阳；味分为辛、甘、酸、苦、咸五种，其中辛、甘属阳，酸、苦、咸属阴。

四气

中药具有寒、凉、温、热四种不同的特性，被称为"四性"，又称"四气"。这四性之外，有些中药性质平和，也称"平性"药。

药气	功效
寒、凉药	具有清热、泻火、解毒、凉血、养阴或补阴等作用
温、热药	具有散寒、温里、化湿、行气、补阳等作用
平性中药	多为滋补药，用于体质虚弱者，或寒凉和温热性质中药所不适应者

五味

中药的五味，包括辛、酸、甘、苦、咸五种滋味。一是指药物本身的味道，二是指药物的作用范围。

辛味药：能散能行，具有发散、行气、活血的作用，常用于外感表证和气血阻滞的病证，如苏叶发表、木香行气、川芎活血等。

甘味药：能补能缓，具有补养、缓和的作用，常用于虚证或拘急疼痛等病证，如人参补气、熟地补血、甘草和中等。

酸味药：能收能敛，具有收敛固涩的作用，常用于虚汗外泄、遗精带下、久泻不止等病证，如五味子收敛止汗、金樱子固精止遗、诃子涩肠止泻等。

苦味药：能泻能降能燥，具有泻火、泻下、降逆及燥湿的作用，常用于大便不通或气逆胀满等病证，如黄连泻火、大黄泻下通便、杏仁降逆平喘、厚朴燥湿散满等。

咸味药：能下能软，具有润下软坚的作用，常用于瘰疬痰核、大便燥结等病证，如牡蛎软坚散结、芒硝润下通便等。

中药的升降沉浮 /

升降沉浮是药物对人体作用的不同趋向性，是与疾病所表现的趋向相对而言的。升降沉浮表明了药物作用的定向概念，也是药物作用的理论基础之一。

升降沉浮用药原则

升降沉浮	用药原则
升	上升提举，趋向于上（升浮属阳）。病势表现出向下，比如肛脱、遗尿、崩漏等症状。病位在上，如目赤肿痛
降	下达降逆，趋向于下（沉降属阴）。病势表现出向上，比如呕吐、呃逆、喘息等证。病位在下，如腹水、尿闭
沉	向内收敛，趋向于内（沉降属阴）。病势表现出向外，比如自汗、盗汗等。病位在里，如里实便秘
浮	向外发散，趋向于外（升浮属阳）。病势表现出向内，表证未解而入里。病位在表，如外感表证

影响药物升降沉浮的因素

四气五味： 味辛、甘，性温、热者，多属升浮药，比如麻黄、升麻；味酸、苦、咸，性寒、凉者，多属于沉降药，如大黄、芒硝。

药物质地： 花、叶、皮、枝属升浮药类，如苏叶、菊花；种子、果实、矿物、贝壳以及质量重者多属于沉降药，如苏子、牡蛎等。

药物炮制： 酒制则升，姜炒则散，醋炒收敛，盐炒下行。

中药配伍： 升浮药在大量沉降药中能随之下降；沉降药在大量升浮药中能随之上升。

升浮药物和沉降药物的不同效用

升浮药物： 上升，向外；疏散解表，宣毒透疹，解毒清疮，宣肺止咳，温里散寒，暖肝散结，温通经脉，通痹散结，行气开郁，开窍醒神，升阳举陷。

沉降药物： 下行，向内；清热泻火，泻下通便，平肝潜阳，息风止痉，降逆平喘，消积导滞，固表止汗，敛肺止咳，涩肠止泻，固崩止带，涩精止遗。

中药的归经 ✏

归经是药物对于机体某部位或某些脏腑、经络的选择性治疗作用，主要指明药物在机体中的作用部位和范围。

归经的依据

归经是以脏腑、经络理论为基础，以药物所治病证为依据而确定的。如党参、白术，能健脾补中，归入脾经；朱砂、茯苓，能宁心安神，归入心经；麻黄、杏仁，能止咳平喘，归入肺经等。

归经的作用

掌握归经便于区别功效相似的药物，还有助于区别临床辨证用药，并运用归经理论指导临床用药。但用药时还要依据脏腑经络相关学说，注意脏腑病变相互影响，恰当选择用药。

中药的毒性 ✏

古代药物毒性的含义较广，常把药物称为毒药，认为毒性是药物的偏性。现代对毒性的认识，多指药物对机体的损害作用，应用不当，便可导致中毒或产生不良反应。

正确对待中药的毒性

根据药物对机体损害大小的不同，一般把药物毒性分为大毒、有毒、小毒、无毒等几类。药物毒性的有无是相对的，毒性的大小强弱，也不是固定的。有毒的药物，经过严格的加工、炮制，适当的配伍，剂型的选择，用量的控制等，便可以减轻其毒性；相反，无毒的药物如果用法不当，超量久服，同样可以产生毒性或副作用。

安全与适量

掌握了药物的有毒无毒，以及毒性的大小，有助于理解药物作用的峻猛与缓和，进而根据疾病的轻重缓急，选择适合的药物和确定相应的剂量，根据其毒性的性质，分别采用炮制、配伍、用法等措施来减轻或消除其毒性，以保证临床用药的安全有效。

中药的选购与保存

正确地选购与保存中药材，对于药效也有一定的影响，所以在选购中药时也有讲究，下面来看看中药的选购与保存方法。

中药的选购

讲究地道药材。中药饮片来源于中药材，而中药材生长在大自然中，各地气候变化和土壤情况有差别，这就造成不同地方的中药材品质不同，药材有效成分和含量不同，药用价值就有很大不同。

最好选择没有杂质或异物的，或者是少带杂质的。含杂质多的药物有可能掺假，人为地掺入杂质，会影响药效。严重者非但不能治病，还可能产生副作用。

不要选有霉变或者腐烂的中药。因为中药一旦发生霉变或者腐烂，就严重影响其质量，甚至还会产生一些毒副作用，所以要多加注意。

炮制过的和不炮制的中药截然不同。炮制的目的是降低或消除毒性、改变药性、增强疗效等。未炮制的中药服用后有可能产生很多副作用，如恶心、呕吐、腹泻等。

要选择有信誉的经营单位买药。有信誉的单位会从正规渠道进货，有质量管理部门审核供货方的资质，药师验收，比较安全。

避免浪费。建议可以分少量多次购买，避免一次买太多用不完，储存不当影响药效，造成浪费。

中药的储存

通风：将药材放在通风良好的地方，根据气候状况调节室内的温度和湿度。

防潮：药材容易受潮，在储存的时候，可以用生石灰块、无水氯化钙等吸潮剂防潮。

密封：药材密封保存能有效隔绝外界的温度、湿度、光线等，防止受潮、发霉、虫蛀等。但是，药材在密封前，一定要确定药材本身没有受潮和虫蛀现象。

冷藏：有些药材易生虫、变色，但又不能日晒、烘焙，冷藏储存比较合适。

第14课 常用中药的功效和用法

补气中药

　　肺主气，主一身五脏六腑之气；中焦脾胃受纳水谷，脾气健运，气血得以化生，故气虚多与肺、脾二脏相关。补气又包括补脾气、补肺气、补心气等，补气的目的在于补中、益气、助健运。常用的补气中药有人参、黄芪、党参等。

人参

性味归经： 味甘、微苦，性微温；归脾经、肺经、心经、肾经。

传统功效： 有大补元气、补脾益肺、生津止渴、安神益智等功效。

现代研究： 有助于抗疲劳、降低血糖、增强机体免疫力。

使用禁忌： 不宜与藜芦同用；高血压患者慎服。

党参

性味归经： 味甘，性平；归脾经、肺经。

传统功效： 具有补脾肺之气、生津养血的功效。

现代研究： 有助于增强记忆力、安眠、提高机体免疫力、改善心脏功能，对延缓衰老也有帮助。

使用禁忌： 气滞、肝火盛者不宜用；邪盛而正不虚者也不适合用。

黄芪

性味归经： 味甘，性微温；归脾经、肺经。

传统功效： 有补气升阳、益气固表、利水退肿等功效。

现代研究： 有助于护肾强心、减少血栓形成、抗衰老和提高免疫力。

使用禁忌： 表虚邪盛、阴虚火旺、阴虚阳亢的人不宜用黄芪。

西洋参

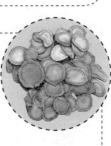

性味归经： 味甘、微苦，性凉；归心经、肺经、肾经。

传统功效： 有补气养阴、清热生津的功效。

现代研究： 有助于增强中枢神经系统功能，保护心血管系统，提高免疫力。

使用禁忌： 阳气不足、胃有寒湿者慎服。

补血中药

血液是人体重要的物质基础。中医认为，只有血液充足，眼睛才能视物清晰，肤色才能饱满红润，五脏六腑的功能才能正常运行。常用的补血中药有当归、熟地黄等。

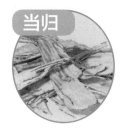
当归

性味归经：味甘、辛，性温；归心经、肝经、脾经。

传统功效：可养血、暖宫，有补血活血、调经止痛、润肠通便等功效，被视为妇科调经补血之圣药。

现代研究：有助于促进造血、增强心脏功能、调节血脂、增强免疫力、保护肝脏。

使用禁忌：体内火热所致出血者忌用，当归的活血作用会加重出血症状。

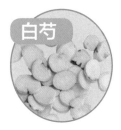
白芍

性味归经：味苦、酸，性微寒；归肝经、脾经。

传统功效：有养血柔肝、缓中止痛、敛阴收汗的功效。

现代研究：有帮助机体抗病毒、保肝消炎、改善记忆力等作用。

使用禁忌：阳衰虚寒的人不可单独服用；虚寒性腹痛泄泻者慎食。

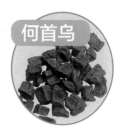
何首乌

性味归经：味苦、甘、涩，性微温；归肝经、心经、肾经。

传统功效：有补肝肾、益精血的功效（制用）；还可解毒、截疟，润肠通便（生用）。

现代研究：有助于保肝、延缓衰老、调节血脂、提高免疫力。

使用禁忌：生首乌通便作用强，大便溏泻者慎用；经炮制后有收敛作用，体内有痰湿者忌用。

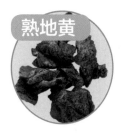
熟地黄

性味归经：味甘，性微温；归肝经、肾经。

传统功效：滋阴补血，益精填髓，俗语有"补肾莫忘熟地黄"。

现代研究：有助于促进造血功能、降血压、调节血脂。

使用禁忌：气滞多痰、腹部胀痛、食欲不佳、大便溏泻者慎用。

补阳中药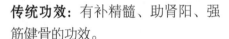

补阳，又称助阳，指用补阳药物治疗阳虚证的方法。肾阳为人身元阳，阳虚诸症多与肾阳不足关系密切，故补阳以补肾阳为主。常用的补阳中药有鹿茸、杜仲、肉苁蓉等。

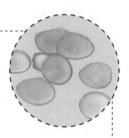

鹿茸

性味归经：味甘、咸，性温；归肝经、肾经。

传统功效：有补精髓、助肾阳、强筋健骨的功效。

现代研究：有助于增强记忆力、心脏功能，提高免疫力。

使用禁忌：鹿茸为大补之物，应从小剂量开始服用。高血压、阴虚阳亢、肾虚有火者不宜服用鹿茸。

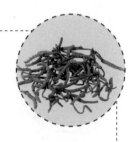

冬虫夏草

性味归经：味甘，性平；归肺经、肾经。

传统功效：有补肺益肾、止血化痰的功效，古代医家说冬虫夏草可补益三焦。

现代研究：有助于调节免疫功能、调节血脂、抗疲劳、调节五脏。

使用禁忌：阴虚火旺者忌用。

肉苁蓉

性味归经：味甘、咸，性温；归肾经、大肠经。

传统功效：有补肾阳、益精血、润肠通便的功效。

现代研究：有助于增强免疫力、调整内分泌、促进代谢、促进生长发育、抗衰老。

使用禁忌：阴虚火旺者慎用。

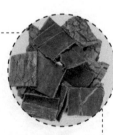

杜仲

性味归经：味甘，性温；归肝经、肾经。

传统功效：有补肝肾、强筋骨的功效，对腰膝酸痛、筋骨无力、阳痿遗精、风湿等症均有疗效。

现代研究：有助于增强免疫功能，还可帮助降血压、利尿。

使用禁忌：阴虚火旺者慎用。

补阴中药

补阴又称滋阴、养阴、育阴、益阴。补阴法常用于治疗形体消瘦、口咽干燥、两目干涩、眩晕、耳鸣、干咳少痰、痰中带血、胃中灼热等阴虚火旺之证。常用的补阴中药有麦冬、黄精、石斛等。

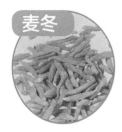
麦冬

性味归经： 味甘、微苦，性微寒；归肺经、胃经、心经。
传统功效： 有养阴生津、润肺清心、除烦解渴的功效。
现代研究： 有助于提高免疫功能、降血糖。
使用禁忌： 风寒感冒、痰湿咳嗽或脾胃虚寒泄泻者慎用。

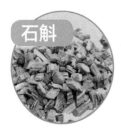
石斛

性味归经： 味甘，性微寒；归胃经、肾经。
传统功效： 有养胃生津、滋阴清热、补肾益精的功效。
现代研究： 有一定的解热镇痛作用，还有助于促进新陈代谢、抗衰老。
使用禁忌： 体内有痰、舌苔厚腻者不宜服用。

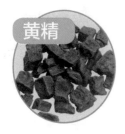
黄精

性味归经： 味甘，性平；归脾经、肺经、肾经。
传统功效： 有滋肾润肺、补脾益气的功效。
现代研究： 有助于抗疲劳、止血、降血糖。
使用禁忌： 痰湿内盛者不可服用。

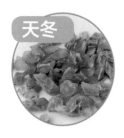
天冬

性味归经： 味甘、苦，性寒；归肺经、肾经。
传统功效： 有养阴润燥、清肺生津的作用。
现代研究： 有助于镇咳祛痰、抑菌。
使用禁忌： 脾胃虚寒、痰湿内盛、腹泻或外感风寒咳嗽者慎用。

活血化瘀中药

活血化瘀，就是用具有消散作用或能攻逐体内瘀血的药物，治疗瘀血病证的一种方法，有通畅血脉、消散瘀滞、调经止痛的作用。活血化瘀常同补气、养血、温经散寒、清热、行气、攻下等治法配合使用。常用的活血化瘀中药有红花、丹参、三七等。

丹参

性味归经：味苦，性微寒；归心经、肝经。

传统功效：可活血调经、祛瘀止痛、凉血消痈、除烦安神。

现代研究：有助于扩张血管、防止血栓形成，对失眠、头痛等神经衰弱症状也有较好疗效。

使用禁忌：无瘀血者慎服。

三七

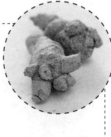

性味归经：味甘、微苦，性温；归肝经、胃经。

传统功效：有化瘀止血、活血止痛的功效。

现代研究：有帮助止血、抗凝血、镇静、镇痛等作用。

使用禁忌：长期服用三七会延长凝血时间，诱发出血性疾病的发生。

益母草

性味归经：味苦、辛，性微寒；归肝经、心包经、膀胱经。

传统功效：有活血调经、利尿消肿、清热解毒的功效。

现代研究：有助于抗血小板凝集、改善血液循环、保护心脏，还可收缩、兴奋子宫。

使用禁忌：血虚无瘀、脾虚腹泻、大便稀溏者慎服。

红花

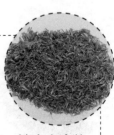

性味归经：味辛，性温；归心经、肝经。

传统功效：有活血通经、祛瘀止痛的功效。

现代研究：有助于促进子宫兴奋，帮助降血压、降血脂、软化血管、调节内分泌等。

使用禁忌：孕妇忌用，对红花过敏者慎用。

清热解毒中药

清热解毒，就是用具有清热泻火作用又能解热毒的药物来治疗热毒证的方法，主要用于预防和治疗因火热之毒而引起的咽喉肿痛、面部痤疮、痈肿、疮毒、丹毒、热毒下痢等痛证。本类药物药性寒凉，应中病即止，不可多服久服，以免损伤脾胃。常用的清热解毒中药有金银花、板蓝根、黄连等。

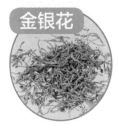

金银花

性味归经： 味甘，性寒；归肺经、心经、胃经。

传统功效： 有清热解毒、疏散风热的功效。

现代研究： 有助于抑菌、防暑、降血压，对缓解各种高热、炎症、咽喉肿痛有帮助。

使用禁忌： 脾胃虚寒及气虚者慎服。

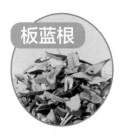

板蓝根

性味归经： 味苦，性寒；归心经、胃经。

传统功效： 有清热解毒、凉血利咽的功效。

现代研究： 有助于抗菌、抗病毒、提高免疫力。

使用禁忌： 体虚而无实火热毒者忌用；脾胃虚寒者慎用。

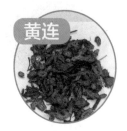

黄连

性味归经： 味苦，性寒；归心经、脾经、胃经、肝经、胆经、大肠经。

传统功效： 有清热燥湿、泻火解毒的功效。

现代研究： 有抗炎、抗溃疡等作用。

使用禁忌： 黄连大苦大寒，过服或久服容易伤脾胃，因此胃寒、脾虚泄泻者忌用。

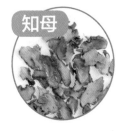

知母

性味归经： 味苦、甘，性寒；归肺经、胃经、肾经。

传统功效： 有清热泻火、生津润燥的功效。

现代研究： 有调节免疫力、抗病毒等作用。

使用禁忌： 脾胃虚寒者、大便溏泻者忌用。

健胃消食中药

　　凡是以消食化积为主要功效，用于治疗饮食积滞证的药物，称为健胃消食药。这类中药有预防和治疗因为宿食积滞引起的消化不良、腹胀、便秘及口臭等症状。常用的健胃消食中药有神曲、鸡内金、麦芽等。

神曲

性味归经： 味甘、辛，性温；归脾经、胃经。

传统功效： 有消食和胃、理气调中的功效。

现代研究： 有助于增进食欲、维持机体正常消化机能。

使用禁忌： 脾阴虚、胃火盛者不宜用。

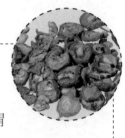

山楂

性味归经： 味酸、甘，性微温；归脾经、胃经、肝经。

传统功效： 有消食健胃、行气散瘀的功效。

现代研究： 有助于促进肠胃蠕动、扩张血管、降血脂、降血压等。

使用禁忌： 山楂多食耗气，体虚者少食；胃酸过多者慎食。

麦芽

性味归经： 味甘，性平；归脾经、胃经。

传统功效： 有行气消食、健脾开胃、退乳消胀的功效。

现代研究： 有助于促进消化、降血糖等。

使用禁忌： 无积滞者、脾胃虚者、痰火哮喘者不宜使用焦麦芽。

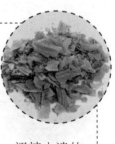

鸡内金

性味归经： 味甘，性平；归脾经、胃经、小肠经、膀胱经。

传统功效： 有消食健胃、涩精止遗的功效。

现代研究： 有助于增加胃液分泌量和提高胃肠消化能力、加快胃的排空速度等。

使用禁忌： 脾虚无食积者慎用；大气下陷或咳嗽吐血者忌用。

利水渗湿中药 /

　　凡是以通利水道、渗泄水湿、治疗水湿内停病证为主的药物，称为利水渗湿药。用此类中药能排除体内湿毒。常用的利水渗湿中药有茯苓、泽泻、荷叶等。

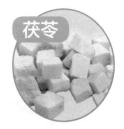

性味归经： 味甘、淡，性平；归心经、肺经、脾经、肾经。
传统功效： 有利水渗湿、健脾宁心的功效。
现代研究： 有助于增强人体的免疫功能，提高机体的抗病能力；还有助于增强心肌功能，保护肝脏。
使用禁忌： 肾虚、小便过多、尿频、遗精者慎用。

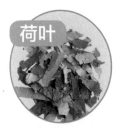

性味归经： 味苦，性平；归肝经、脾经、胃经。
传统功效： 有清热解暑、升发清阳、凉血止血的功效。
现代研究： 有助于降血压、降血脂，对减肥也有一定的帮助。
使用禁忌： 体瘦、气血虚弱者慎用；孕妇忌用。

性味归经： 味甘，性寒；归肾经、肝经、肺经、小肠经。
传统功效： 有清热利尿、渗湿通淋、明目、祛痰的功效。
现代研究： 有助于止泻、护肝、降压、抑菌、降低胆固醇含量等。
使用禁忌： 无湿热者及孕妇慎用。

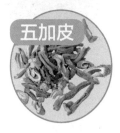

性味归经： 味辛、苦，性温；归肝经、肾经。
传统功效： 有祛风湿、补肝肾、强筋骨、利尿的功效。
现代研究： 有助于抗疲劳，增强机体抗病能力。
使用禁忌： 阴虚火旺、尿频者不宜用。

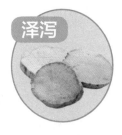

性味归经： 味甘、淡，性寒；归肾经、膀胱经。
传统功效： 有利水消肿、渗湿泄热的功效。
现代研究： 有助于利尿、降血压、降血糖、抗脂肪肝、抑菌等。
使用禁忌： 无湿热者慎用。

养心安神中药

心是人一身之主、健康之本、生死之源，主宰着人体的气血盛衰，以及精、气、血和思维功能。凡是具有滋养心肝、益阴补血、交通心肾功效的药物，均称为养心安神药，主要用于治疗阴血不足、心失所养以及心脾两虚、心肾不交等引发的虚证。常用的养心安神药有酸枣仁、柏子仁、灵芝、合欢皮等。

酸枣仁

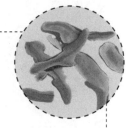

性味归经：味甘、酸，性平；归心经、肝经、胆经。

传统功效：有养心益肝、安神、敛汗的功效。

现代研究：有助于镇静、催眠、镇痛、抗惊厥、降血脂、降血压。

使用禁忌：内有实邪郁火或滑泄者慎用。

灵芝

性味归经：味甘，性平；归心经、肝经、肺经、肾经。

传统功效：有补气安神、止咳平喘的功效。

现代研究：有助于保肝解毒、降低胆固醇、改善神经衰弱、增强免疫力等。

使用禁忌：实证、表证慎用。

柏子仁

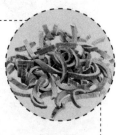

性味归经：味甘，性平；归心经、肾经、大肠经。

传统功效：有养心安神、润肠通便的功效。

现代研究：可用于治疗产后人群和老年人的肠燥便秘,还可改善睡眠。

使用禁忌：柏子仁多油，痰多、肺气上浮咳嗽、便溏者忌用。

合欢皮

性味归经：味甘，性平；归心经、肝经、肺经。

传统功效：有解郁安神、活血消肿的功效。

现代研究：有助于抗过敏。

使用禁忌：孕妇慎用。

理气中药

　　凡以梳理气机为主要作用，治疗气滞或气逆证的药物称为理气药。理气药还可用于治疗脾胃气滞、肝气郁结、肺气壅滞所致的病证。常用的理气中药有枳实、陈皮、香附等。

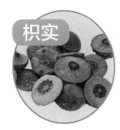

枳实

性味归经：味苦、辛、酸，性微寒；归脾经、胃经。
传统功效：有破气消积、化痰散痞的功效。
现代研究：有缓解小肠痉挛、抑制血栓形成、抗溃疡、强心、升高血压等作用。
使用禁忌：脾胃虚弱、体虚久病等需要补气者慎用。

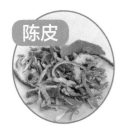

陈皮

性味归经：味辛、苦，性温；归脾经、肺经。
传统功效：有理气健脾、燥湿化痰的功效。
现代研究：有促消化、排除积气、增加食欲等作用。
使用禁忌：阴虚燥咳、内有实热者慎服。

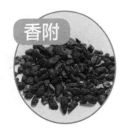

香附

性味归经：味辛、微苦、微甘，性平；归肝经、脾经、三焦经。
传统功效：有疏肝解郁、调经止痛、理气调中的功效。
现代研究：有助于强心保肝、利胆抗炎等。
使用禁忌：阴虚、血热者忌用；气虚无滞者慎用。

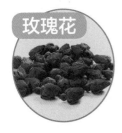

玫瑰花

性味归经：味甘、微苦，性温；归肝经、脾经。
传统功效：有行气解郁、活血、止痛的功效。
现代研究：有助于促进新陈代谢。
使用禁忌：阴虚火旺者忌用。

止咳化痰中药

中医认为，痰的产生主要与肺、脾两脏有关。如果肺气升降出入功能不畅，就会出现咳喘、痰多等症状。脾虚运化失常，就会聚湿生痰。凡能祛痰或消痰又能止咳平喘的药物，称为止咳化痰药。常用的止咳化痰中药有贝母、胖大海、枇杷叶等。

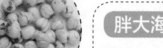

贝母

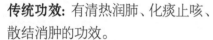

性味归经：味苦、甘，性微寒；归肺经、心经。

传统功效：有清热润肺、化痰止咳、散结消肿的功效。

现代研究：有助于镇咳、祛痰、平喘、抗菌、镇静、镇痛、保护心血管、抗溃疡、抗血小板凝聚等。

使用禁忌：贝母有清热作用，不宜与乌头类同用。不宜用于寒痰、湿痰的治疗。

胖大海

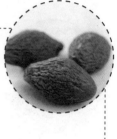

性味归经：味甘，性寒；归肺经、大肠经。

传统功效：有清肺化痰、利咽开音、润肠通便的功效。

现代研究：有助于收缩血管平滑肌、减轻痉挛性疼痛、促进肠蠕动、缓泻等。

使用禁忌：脾胃虚寒及风寒感冒引起的咳嗽、咽喉肿痛、肺阴虚咳者不宜用。

桔梗

性味归经：味苦、辛，性平；归肺经。

传统功效：有宣肺、利咽、祛痰、排脓的功效。

现代研究：有助于祛痰、镇咳、降血糖、抗溃疡、抗炎、镇静、镇痛和解热等。

使用禁忌：阴虚久嗽、下虚及怒气上升者不宜用。

枇杷叶

性味归经：味苦，性微寒；归肺经、胃经。

传统功效：有清肺止咳、降逆止呕的功效。

现代研究：有帮助镇静、抗炎、抗菌、抗溃疡、降血糖等作用。

使用禁忌：胃寒呕吐、风寒咳嗽者忌用。

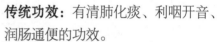

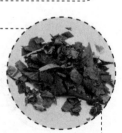

解表中药 /

凡以发散表邪、治疗表证为主的药物，称为解表药。解表中药主要用于治疗恶寒发热、头身疼痛、无汗或有汗不畅、脉浮等外感表证，按药性一般分为辛温、辛凉两类，分别适用于风寒表证和风热表证。常用的解表中药有桂枝、薄荷、菊花等。

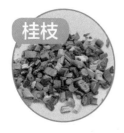

桂枝

性味归经：味辛、甘，性温；归心经、肺经、膀胱经。
传统功效：有发汗解肌、温通经脉、助阳化气的功效。
现代研究：有助于扩张血管、促进发汗、解热、镇痛、镇静、抗惊厥、抗炎、抗过敏、抗菌、抗病毒等。
使用禁忌：高热、阴虚火旺、血热妄行者忌用。

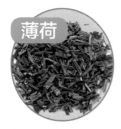

薄荷

性味归经：味辛，性凉；归肺经、肝经。
传统功效：有疏散风热、清利头目、利咽透疹、疏肝行气的功效。
现代研究：有助于消炎抗菌、抗过敏、止痒、镇痛等。
使用禁忌：阴虚血燥、汗多表虚者忌用；脾胃虚寒、腹泻便溏者慎用。

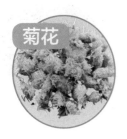

菊花

性味归经：味甘、苦，性微寒；归肺经、肝经。
传统功效：有疏散风热、平肝明目、清热解毒的功效。
现代研究：有抗菌消炎、抗病毒、解热等作用。
使用禁忌：气虚胃寒者忌用；食少、泄泻者慎服。

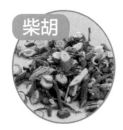

柴胡

性味归经：味辛、苦，性微寒；归肝经、胆经、肺经。
传统功效：有解表退热、疏肝解郁、升举阳气的功效。
现代研究：有助于解热、镇静、镇痛、镇咳、抗菌、抗病毒、抗炎、促进免疫功能、降血脂、降胆固醇、护肝等。
使用禁忌：真阴亏损、肝阳上亢及阴虚火旺者忌用。

收敛固精中药

　　凡具有收敛固涩（精）作用，用以治疗各种滑脱病证为主的药物，称为收敛固涩（精）药。中医上的收敛固精药主要针对因久病体虚、正气不固、脏腑功能衰退所致的自汗盗汗、久泻久痢、久咳虚喘等病证。常用的收敛固精中药有白果、莲子、芡实等。

白果

性味归经： 味甘、苦、涩，性平；归肺经、肾经。

传统功效： 有敛肺化痰、定喘、止带、缩尿的功效。

现代研究： 有帮助润肺、定喘、化痰、抑菌、降胆固醇等作用。

使用禁忌： 生食有毒，服用过量易中毒；咳嗽痰稠者慎用。

莲子

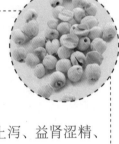

性味归经： 味甘、涩，性平；归脾经、肾经、心经。

传统功效： 有补脾止泻、益肾涩精、养心安神的功效。

现代研究： 有助于泻火、镇静、强心等。

使用禁忌： 胃胀、大便秘结者忌用。

芡实

性味归经： 味甘、涩，性平；归脾经、肾经。

传统功效： 有益肾固精、健脾止泻、除湿止带的功效。

现代研究： 有助于消除尿蛋白、缓解慢性肾小球肾炎和慢性肠炎。

使用禁忌： 食滞不化者慎服。

五味子

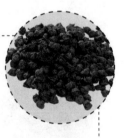

性味归经： 味酸、甘，性温；归心经、肺经、肾经。

传统功效： 有收敛固涩、益气生津、补肾宁心的功效。

现代研究： 有助于消炎、益智、增强体能耐力、增强免疫力等。

使用禁忌： 外感风寒风热、内有实热者忌用。

温里祛寒中药 /

凡以温里祛寒、治疗里寒证为主的药物，称为温里祛寒药。适用于各类虚寒证。温里祛寒的药材有温暖脏腑、祛散里寒的作用，大多味辛、性温热，故热性体质者忌食；属于调料的，用量也不宜过多。常用的温里祛寒中药有附子、丁香、肉桂、花椒等。

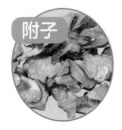

性味归经：味辛、甘，性大热，有毒；归心经、肾经、脾经。
传统功效：有回阳救逆、补火助阳、散寒止痛的功效。
现代研究：有助于强心、改善血液循环、提高抗寒能力、消炎、镇痛、镇静等。
使用禁忌：孕妇禁用。口干舌燥、舌体发红等体内有热者忌用。

性味归经：味辛，性温；归脾经、胃经、肺经、肾经。
传统功效：有温中降逆、散寒止痛、补肾助阳的功效。
现代研究：有抗菌、祛虫、健胃、止痛等作用。
使用禁忌：体内有火者忌用。

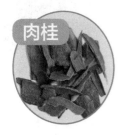

性味归经：味辛、甘，性大热；归脾经、肾经、肝经、心经。
传统功效：有补火助阳、散寒止痛、温经通脉的功效。
现代研究：有助于镇静、降温、降血压、健胃、杀菌、祛痰、镇咳、利尿等。
使用禁忌：阴虚火旺者、孕妇忌用。

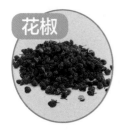

性味归经：味辛，性温；归脾经、胃经、肾经。
传统功效：有温中止痛、杀虫止痒的功效。
现代研究：有抑菌、杀虫、麻醉、止痛等作用。
使用禁忌：阴虚火旺者忌用。

第15课　看懂方剂配伍与组成

　　方剂是中医理、法、方、药的重要组成部分，是在辨证立法的基础上选择药物配伍而成，是临床辨证论治的产物，也是临床对具体病证做出的针对性治疗用药的特定方案。

方剂与病证、治法、中药的关系 /

方剂与病证

　　任何一首方剂都含有药物组成和适应证这两个必不可少的内容。"证"是疾病状态下的机体阴阳、脏腑、气血紊乱的综合反映，是疾病某一阶段病变的本质概括。从临床应用而言，每一首方剂中的药物搭配所产生的综合功效与其所主病证的病机是互相对应的；从理论把握而言，对于方剂搭配原理的认识是以方证病机为基础的。方剂与其所主治的病证的对应关系，被称为"方证相应"。那些用药搭配与特定病证高度相关的方剂才可能取得好的疗效。方与证的相关程度高，则治疗效果好；反之则治疗效果差。一个特定方剂总有与其高度适应的病证，而一个特定的病证总应有高度针对的方剂治疗。

　　方剂是为病证而创制的，病证是方剂创制或运用的目标，没有适应证的药物组成不能称为方剂，任何改变方剂要

素的因素也必然会改变方剂的适应病证，故方证不可分离。所以，在临床运用方剂时，一定要充分考虑不同病证之间的相关程度，然后对方剂进行相应的加减，方随证变，随证加减。

方剂与治法

　　方剂和治法，都属于中医学理、法、方、药体系的重要组成部分。方剂是在治法指导下，按照组方原则搭配而成的药物有序组合；治法则是在辨清证候，审明病因病机的基础上所制订的，即"方从法出""法随证立"。只有治法与病证相符，方剂的功用与治法相同，才能达到治病的效果。

　　方剂的功用与治法相一致，所谓"方即是法"。概而言之，治法是用方或组方的依据，方剂是体现治法的主要手段。方与法两者之间是相互依存、密不可分的。

Q 治法有哪几种?
Q 适用于治疗哪些病证?

论病之源，以内伤外感四字括之；论病之情，则以寒、热、虚、实、表、里、阴、阳八字统之，而论治病之法，则宜以汗、吐、下、和、温、清、消、补八法尽之。

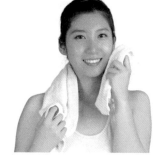

发汗时，邪气也会随汗而解。

汗法

通过开泄腠理，调畅营卫，宣发肺气，以促进发汗，使邪气随汗而解的一种治疗方法。

适应证： 表证，如麻疹初起，疹点隐而不透，或疮疡初起、痢疾初起等有寒热表证者。

注意事项： 适度发汗，以通身微汗出为宜。

发汗后毛孔是打开的，容易受寒感冒，所以要注意保暖。

吐法

通过涌吐的方法，使停留在咽喉、胸膈、胃脘的痰涎、宿食或毒物从口中吐出的一类治法。

适应证： 中风痰壅，宿食壅阻胃脘，毒物尚在胃中；痰涎壅盛之癫狂、喉痹等。

注意事项： 吐法易伤胃气，故体虚气弱者、产妇、孕妇等均应慎用。

下法

通过泻下、荡涤、攻逐等作用，使停留于胃肠的宿食、燥湿、冷积、瘀血、结痰等从下窍而出，以祛邪除病的一类治法。

适应证： 邪在胃肠而致的大便不通、燥湿内结，或热结旁流，以及停痰留饮、瘀血积水等形证俱实者。

分类： 寒下、温下、润下、逐水、攻补兼施。

和法

通过和解或调和作用，使少阳之邪，或脏腑、阴阳、表里失和之证得以解除的一类治法。

适应证： 邪犯少阳、肝脾不和、肠寒胃热、气血营卫失和等证。

分类： 和解少阳、透达膜原①、调和肝脾、疏肝和胃、分消上下、调和肠胃。

①膜原指伏邪在体内潜伏的部位。

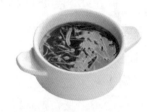

温法

通过温里祛寒的作用，以治疗里寒证的一类治法。

适应证： 里寒证，或寒邪直中于里，或阳气受损，或素体阳气虚弱，以致寒从中生。

分类： 温中祛寒、回阳救逆、温经散寒。

注意事项： 像火能把水煮干一样，温法使用不当，容易损伤人体内的津液和血液，因此血液不足或津液已经损伤的病人，不能用温法来治疗。

消法

通过消食导滞和消坚散结等作用，消除体内因气、血、痰、水、虫、食等久积而成的有形之邪的一种治疗方法。

适应证： 饮食停滞、气滞血瘀、水湿内停、痰饮不化、疳积虫积以及疮疡痈肿等病证。

注意事项： 消法虽较下法缓和，但仍属祛邪之法，对于纯虚无实之证宜禁用。

使用寒凉药应避免过量，以免损伤人体阳气。

热者寒之，就是指清法，对不同程度、不同脏腑的热证要选用不同的清法。

清法

通过清热、降火、解毒、凉血等作用，以清除里热之邪的一类治法。

适应证： 里热证。

分类： 清气分热、清营凉血、清热解毒、清脏腑热、清虚热。

注意事项： 清法虽能治疗热病，但由于所用药物多寒凉，易损人阳气，尤易伤脾胃之阳，所以不宜久用。

补法

通过补益人体气血阴阳，以主治各种虚弱证候的一类治法。

适应证： 气虚、血虚、阳虚、阴虚、脏腑虚弱。

分类： 补气、补血、气血双补、补阴、补阳、阴阳并补。

注意事项： 补脾、补肾在补法中比较常见。

方剂与中药

方剂与中药的关系可以简单概括为"方以药成"和"方药异同"，是指在辨证论治的基础上，选择恰当的中药组成方剂，并利用药物之间相须、相使、相反、相成的关系，使组成方剂的各类药物配伍后组成一个有机整体，从而发挥治疗作用。总的来说，可以分为"方药共荣"与"方药离合"两部分。

方药共荣

纵观中医药发展史，方剂与中药之间存在相互影响、相互发展、共同繁荣的现象。一方面，根据相传下来的本草书籍记载，中药数量的逐步增加，以及药性表述的变化使方剂根据病证用药、配伍的范围不断扩大，而且方剂的数量也随之增多；另一方面，随着方剂在临床的运用日趋成熟，对中药功效的认识以及药物配伍的功效逐渐深入。

方剂产生的基础来自对中药功效的认识和了解，而方剂经过各类药物配伍而应用于临床后，在一定程度上也扩大了对中药功效的新认识。

方药离合[①]

方药离合是从性能角度对方药关系的一种抽象概括，出自徐灵胎《医学源流论》。"离"是指方剂的整体功效不是各单味药功效的简单集合，此时方中单味药的性能发生一定程度的改变，与全方功效有较大差异，方与药在性能上表现出差异或离散。"合"是指方剂整体功效是其组成药物功用的叠加或加合，此时方中药物基本保留其原有的性能，方与药在效用上表现为趋同或集合。方药离合包含方与药合和方与药离。

方与药合

单味药的功效通过组方用药在方中得以体现，同时方中药物基本上保留或发挥其原有的性能效用而成为全方功效的一部分，表现出方与药在效用上的趋同或集合。如主治焦火毒证的方药黄连解毒汤，方中黄连、黄芩、黄柏、栀子都有泻火解毒的功效，四种药材各有所长，黄芩清上焦之火，黄连泻中焦之火，黄柏泻下焦之火，栀子清泻三焦之火，相须为用，所以全方泻火解毒的效果显著。

方与药离

虽然不少方剂的功效是其组成药味功效的集合，但却不是简单堆砌或相加。首先，当药味被选配到具体方剂中时，其原有的性能往往发生改变，表现为单味药与方剂在功效上的不尽一致或完全不同，即似合实离。如陈皮在异功散中的作用是行气散滞；在二陈汤中则是理气燥湿，以助化痰；在补中益气汤中的作用是调理气机，助升降；在五仁丸中则是行气通滞，以助肠降。

①本节参考北京中医药大学阎玥、谢鸣教授文章《认识方药离合规律》一文，原载《中国中医药报》。

方剂的组成

"君""臣""佐""使"是中医方剂学术语，是方药配伍组成的基本原则。组成方剂的药物可按其在方剂中所起的作用分为君药、臣药、佐药、使药，称之为君、臣、佐、使。一方之中，君药必不可缺，而臣、佐、使三药则可酌情配置或删除。

君药

君药，即在处方中对主证或主病起主要治疗作用的药物。它体现了处方的主攻方向，其药力居方中之首，是组方中不可缺少的药物。

臣药

臣药，是辅助君药加强治疗主病和主证的药物，同时还是治疗兼病、兼证的药物。一般臣药数量稍多于君药，药力以及分量轻于君药。

佐药

佐药，一是佐助药，用于治疗次要兼证的药物；二是佐制药，用以消除或减缓君药、臣药的毒性或烈性的药物；三是反佐药，即根据病情需要，使用与君药药性相反而又能在治疗中起相成作用的药物。

使药

使药，一是引经药，引方中诸药直达病所的药物；二是调和药，即调和诸药的作用，使其合力祛邪，如牛膝、甘草就经常作为使药入方。使药一般就一至两味，分量也较轻。

方剂的配伍 ╱

配伍，就是按照病情需要和药物性能，有选择地将两种以上的药物合在一起。由于药物与药物之间会相互作用，所以有些药物会因协同作用而增进疗效，但是也有些药物却可能互相对抗而抵消、削弱原有的功效。现将方剂常用 4 种配伍方法归纳如下。

相须配伍

由 2 种或 2 种以上的药物组成，其功用基本相似，配伍应用能明显提高疗效，即为相须配伍。如大承气汤中大黄配芒硝，以奏泻热通下作用；葛根芩连汤中黄连配黄芩，以奏清热湿作用等。

相使配伍

由 2 种或 2 种以上的药物组成，功用既相同又有明显差异，一般以一种药为主，而以另一种药为辅，辅药能增强主药的治疗作用，并能兼治病证表现的其他方面，即为相使配伍。

相畏（相杀）配伍

由 2 种或 2 种以上的药物配伍组成，其中一种药的毒性或不良作用能被另一种药制约。方药经过合理配伍后不影响其正常发挥治疗作用，并能明显提高方药治病疗效。

相反配伍

指两种药物配合应用后，可能发生剧烈的副作用，如寒药配热药、补药配泻药等。这是临床中常用的一种配伍方法，可提高治疗效果。

方剂的剂型 ✎

　　所谓剂型，就是方剂组成以后，根据病情与药物的特点制成具有一定形态的成品。下面重点介绍汤剂、散剂、丸剂、膏剂几种常见剂型。其他剂型还有酒剂、丹剂、茶剂、露剂、栓剂、冲剂、片剂、糖浆剂、口服液、注射剂等。

汤剂

　　定义：将药物加水浸泡后，再煎煮一定时间，去渣取汁，制成的液体剂型。

　　特点：吸收快、药效发挥迅速，而且可以根据病情的变化随证加减，能较全面、灵活地照顾到每个患者或各具体病变阶段的特殊性，适用于病证较重或病情不稳定的患者。

散剂

　　定义：散剂是将药物粉碎，混合均匀，制成粉末状制剂。

　　特点：制作简便，吸收较快，节省药材，便于服用及携带。

丸剂

　　定义：丸剂是指将药物研成细粉或炼制出药材提取物，再加适宜的黏合剂制成球形的固体剂型。常用的丸剂有蜜丸、水丸、浓缩丸等。蜜丸是将药物细粉用炼制的蜂蜜为黏合剂制成的丸剂；水丸是将药物细粉用水或酒、醋、蜜水、药汁等为黏合剂制成的小丸；浓缩丸是将药物或方中部分药物煎汁浓缩成膏，再与其他药物细粉混合干燥、粉碎，用水、蜂蜜或药汁制成丸剂。

　　特点：丸剂与汤剂相比，吸收较慢，药效持久，节省药材，便于服用与携带。

膏剂

　　定义：膏剂是将药物用水或植物油煎熬去渣而制成的剂型，有内服和外用两种。内服膏剂有流浸膏、浸膏、煎膏三种，这里只介绍常见的煎膏。煎膏是将药物加水反复煎煮，去渣浓缩后，加炼蜜或炼糖制成的半液体剂型。外用膏剂分软膏、硬膏两种。软膏是将药物细粉与适宜的基质制成具有适当稠度的半固体外用制剂；硬膏是以植物油将药物煎至一定程度，去渣，煎至滴水成珠，加入黄丹等搅匀，冷却制成的硬膏。

　　特点：浓度高、体积小、易保存。

方剂的变化

方剂的组成既有严格的原则性，又有极大的灵活性。临证组方时在遵循君、臣、佐、使的原则下，要结合患者的病情、体质、年龄、性别与季节、气候，以及生活习惯等，组成一首精当的方剂。在选用成方时，亦须根据病人的具体情况，予以灵活化裁，加减运用，做到"师其法而不泥其方"。

剂型更换的变化

指药味、药量不变，只更换服用剂型的一种变化形式。根据病情的轻、重、缓、急来运用这一形式，原方的功效、主治没变，只是治疗作用的缓急的变化。如抵当汤与抵当丸，两方基本相同，前者用汤剂，主治下焦蓄血之重证；后者用丸剂，主治下焦蓄血之轻证。

药物的相互代替变化

在临床应用时要掌握方剂配伍变化的原则，主要是指明确了药物在整个方剂中的作用后，取其方剂的治法和方义，并不一定就用其全方，或全用其药。尤其对于个别稀少和贵重药材，通常可以用性味、作用相似的药物来代替，而不影响疗效。如黄连、黄芩、黄柏作用虽有所不同，但都具苦寒、清热燥湿之性，在这一方面可以相互代替；枳壳和枳实在作用上有缓急之分；人参和党参其作用有强弱之别。在临床上要灵活掌握。

药量加减变化

指方中药物不变，只增减药量，使方中药物的主次关系、主治、功效甚至方名发生变化。由于药量变化，其药力有大小之分，配伍关系有君、臣、佐、使之变，功用、主治各有所异。如小承气汤与厚朴三物汤虽均由大黄、厚朴、枳实三药组成，但小承气汤以大黄四两为君，枳实三枚为臣，厚朴二两为佐，其功用为攻下热结，主治大便秘结、胸腹痞满；而厚朴三物汤则以厚朴八两为君，枳实五枚为臣，大黄四两为佐，其功用为行气消满，主治气滞腹满、大便不通。

药味加减变化

方剂是由药物组成的，药物是决定方剂功用的主要因素。故方剂中药味的增减，必然使方剂的功效发生变化。药味增减变化是指一方剂在君药、主证不变的情况下，随着次要症状或兼挟证的不同，增减其次要药物。

第16课 了解常用治病方剂

解表剂

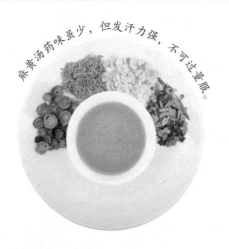

麻黄汤药味虽少，但发汗力强，不可过量服。

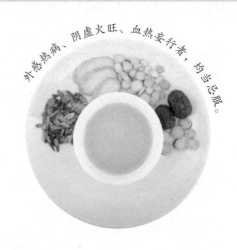

外感热病、阴虚火旺、血热妄行者，均当忌服。

麻黄汤

👅 **功效主治：** 发汗解表，宣肺平喘。本方主治外感风寒表实证（风寒重证）。症见恶寒发热，头身疼痛，无汗咳喘，舌苔薄而发白，脉浮紧。

➕ **随证加减：** ①喘急胸闷、咳嗽痰多、表证较轻者，去桂枝，加紫苏子、半夏用来化痰、止咳、平喘。②鼻塞流涕严重者，加苍耳子、辛夷用来宣通鼻窍。③夹湿邪兼骨节酸痛者，加苍术、薏苡仁用来祛风除湿。

现代用法

麻黄9克，桂枝、杏仁各6克，炙甘草3克。水煎服，服用后覆取微汗，见效后酌减。

桂枝汤

👅 **功效主治：** 解肌发表，调和营卫，实表散邪，滋阴和阳。主治外感风寒表虚及营卫不和证。症见头痛发热，汗出恶风，苔白不渴，脉浮缓或浮弱者。

➕ **随证加减：** ①恶风寒较甚者，宜加防风、淡豆豉，疏散风寒。②体质虚者，可加黄芪益气，以扶正祛邪。

现代用法

桂枝、芍药、生姜各9克，炙甘草6克，大枣3克。水煎服，服后啜粥，温覆，取微汗。

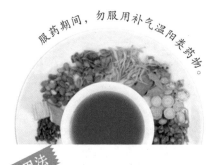

服药期间，勿服用补气温阳类药物。

现代用法
现有成品非处方药，温开水吞服或开水泡服，1次1包，1日2~3次。

银翘散

🥣 **功效主治**：辛凉透表，清热解毒。主治温病初起诸证。症见发热无汗，或有汗不畅，微恶风寒，头痛口渴，咳嗽咽痛，舌尖红，苔薄白或微黄，脉浮数。

➕ **随证加减**：①伤津，加天花粉。②热毒重，加马勃、玄参。③热伤血络，去荆芥、淡豆豉，加白茅根、侧柏、栀子。④肺气上逆，加杏仁。⑤兼夹秽浊，加藿香、郁金。

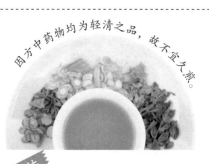

因方中药物均为轻清之品，故不宜久煎。

现代用法
桑叶7.5克，菊花3克，杏仁、桔梗、芦根各6克，连翘5克，薄荷、甘草各2.5克。水煎服。

桑菊饮

🥣 **功效主治**：疏风清热，宣肺止咳。主治风温初起证。症见咳嗽，身热不甚，口微渴，苔薄白，脉浮数者。

➕ **随证加减**：①如"二三日不解，气粗似喘"，是兼气分有热，可加石膏、知母。②肺中热甚，咳嗽较频，可加黄芩清肺止咳。③口渴者，加天花粉清热生津。④肺热咳甚伤络，咳痰夹血者，可加茅根、藕节、牡丹皮之类，以凉血止血。

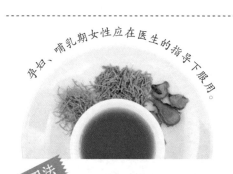

孕妇、哺乳期女性应在医生的指导下服用。

现代用法
麻黄（去节）6克，附子（炮，去皮）9克，细辛3克。上三味，水煎服。

麻黄细辛附子汤

🥣 **功效主治**：助阳解表。主治素体阳虚，外感风寒证。症见发热，恶寒甚剧，突发声音嘶哑，甚至失声不语，或咽喉疼痛，舌淡苔白，脉沉无力。

➕ **随证加减**：①阳气虚弱而见面色苍白、语声低微、肢冷等，宜加人参、黄芪、附子以助阳益气。②兼咳喘吐痰者，宜加半夏、杏仁以化痰、止咳、平喘。③兼湿滞经络之肢体酸痛，加苍术、独活以祛湿、通络、止痛。

泻下剂

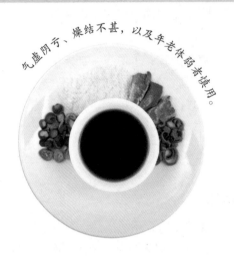

气虚阴亏、燥结不甚，以及年老体弱者当慎用。

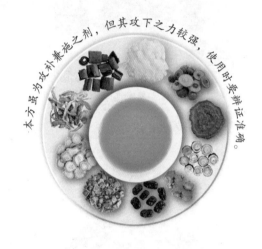

本方虽为攻补兼施之剂，但其攻下之力较强，使用时要辨证准确。

大承气汤

👋 **功效主治**：峻下热结。主治：①阳明腑实证。症见大便不通，频转矢气，脘腹痞满，腹痛拒按，按之则硬，甚或潮热谵语，舌苔黄燥起刺或焦黑燥裂，脉沉实。②热结旁流证。症见下利清水，色纯青，其气臭秽，脐腹疼痛，按之坚硬有块，口舌干燥，脉滑实。

➕ **随证加减**：①兼气虚者，宜加人参补气，以防泻下气脱。②兼阴津不足者，宜加玄参、生地黄等以滋阴润燥。

黄龙汤

👋 **功效主治**：攻下通便，补气养血。常用于治疗伤寒、流行性脑脊髓膜炎、乙型脑炎、老年性肠梗阻等属于阳明腑实，而兼气血不足之证。

➕ **随证加减**：老年气血虚者，去芒硝，加生白术。

现代用法
大黄、枳实各12克，厚朴24克，芒硝9克。水煎服，先煎厚朴、枳实，后下大黄、芒硝溶服。

现代用法
大黄、当归各9克，芒硝12克，枳实、人参各6克，厚朴、甘草、桔梗各3克，生姜3片，大枣2枚。水煎，芒硝溶服。

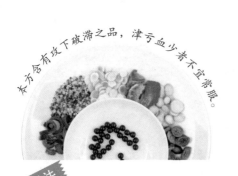

本方含有攻下破滞之品，津亏血少者不宜常服。

麻子仁、大黄各500克，芍药、枳实、厚朴、杏仁各250克。上药为末，炼蜜为丸。每次9克，每日1~2次，温开水送服。

麻子仁丸

👆 **功效主治**：润肠泄热，行气通便。主治胃肠燥热，脾约便秘证。症见大便干结，小便频数。

➕ **随证加减**：①痔疮便秘者，可加桃仁、当归以养血和血，润肠通便。②痔疮出血属胃肠燥热者，可酌加槐花、地榆以凉血止血。③燥热伤津较甚者，可加生地黄、玄参、石斛以增液通便。

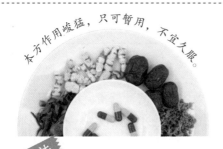

本方作用峻猛，只可暂用，不宜久服。

芫花、甘遂、大戟三味等分为末，或装入胶囊。每次服0.5~1克，每日1次，以大枣10枚煎汤送服，清晨空腹服。

十枣汤

👆 **功效主治**：攻逐水饮。主治：①悬饮。症见咳唾胸胁引痛，心下痞硬胀满，干呕短气，头痛目眩，或胸背掣痛不得息，舌苔滑，脉沉弦。②水肿。症见一身悉肿，尤以身半以下为重，腹胀喘满，二便不利。

➕ **随证加减**：①大便干结者，加大黄、芒硝，以泻下通实。②小便不利者，加泽泻、木通，以利水渗泄。③胸胁疼痛明显者，加延胡索、川楝子，以行气活血止痛。

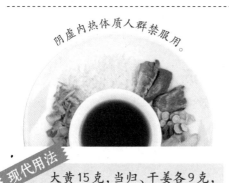

阴虚内热体质人群禁服用。

大黄15克，当归、干姜各9克，附子、人参、芒硝、甘草各6克。水煎服。

温脾汤

👆 **功效主治**：攻下冷积，温补脾阳。主治阳虚寒积证。症见腹痛便秘，脐下绞结，绕脐不止，手足不温，口淡不渴，苔白，脉沉弦而迟。

➕ **随证加减**：①腹中胀痛者，加厚朴、木香以行气止痛。②腹中冷痛者，加肉桂、吴茱萸以增强温中祛寒之力。

清热剂

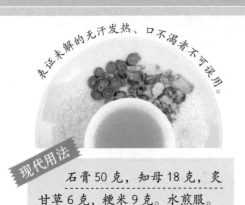

表证未解的无汗发热、口不渴者不可误用。

现代用法

石膏50克，知母18克，炙甘草6克，粳米9克。水煎服。

白虎汤

🖐 **功效主治**：清热生津。主治气分热盛证。症见壮热面赤，烦渴引饮，汗出恶热，脉洪大有力。

➕ **随证加减**：①气血两燔，引动肝风，见神昏谵语、抽搐者，加羚羊角、水牛角以凉肝息风。②兼阳明腑实，见神昏谵语、大便秘结、小便赤涩者，加大黄、芒硝以泻热攻积。

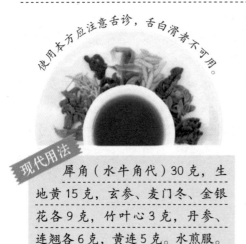

使用本方应注意舌诊，舌白滑者不可用。

现代用法

犀角（水牛角代）30克，生地黄15克，玄参、麦门冬、金银花各9克，竹叶心3克，丹参、连翘各6克，黄连5克。水煎服。

清营汤

🖐 **功效主治**：清营解毒，透热养阴。主治热入营分证。症见身热夜甚，神烦少寐，时有谵语，目常喜开或喜闭，口渴或不渴，斑疹隐隐，脉细数，舌绛而干。

➕ **随证加减**：①寸脉大，舌干较甚者，可去黄连，以免苦燥伤阴。②热陷心包而窍闭神昏者，可与安宫牛黄丸或至宝丹合用，以清心开窍。③营热动风而见痉厥抽搐者，可配用紫雪，或酌加羚羊角、钩藤、地龙以息风止痉。

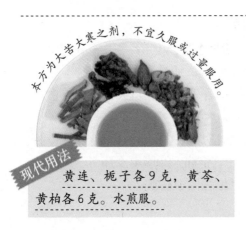

本方为大苦大寒之剂，不宜久服或过量服用。

现代用法

黄连、栀子各9克，黄芩、黄柏各6克。水煎服。

黄连解毒汤

🖐 **功效主治**：泻火解毒。主治三焦火毒证。症见大热烦躁，口燥咽干；或热病吐血、衄血；或热甚发斑；或身热下利；或湿热黄疸；或小便黄赤，舌红苔黄，脉数有力。

➕ **随证加减**：①便秘者，加大黄以泻下焦实热。②吐血、衄血、发斑者，加玄参、生地黄、牡丹皮以清热凉血。

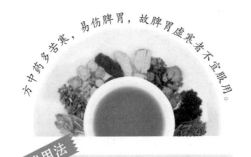

方中药多苦寒，易伤脾胃，故脾胃虚寒者不宜服用。

现代用法

龙胆草、木通、柴胡、甘草各6克，黄芩、栀子、生地黄、车前子各9克，泽泻12克，当归3克。水煎服，亦可制成丸剂，每次服6~9克，每日2次。

龙胆泻肝汤

👋 **功效主治**：清泻肝胆实火，清利肝经湿热。主治：①肝胆实火上炎证。症见头痛目赤，胁痛，口苦，耳聋，耳肿，舌红苔黄，脉弦数有力。②肝经湿热下注证。症见阴肿，阴痒，筋痿，阴汗，小便淋浊或妇女带下黄臭等。

➕ **随证加减**：①肝胆实火较盛，可去木通、车前子，加黄连以助泻火之力。②湿盛热轻者，可去黄芩、生地黄，加滑石、薏苡仁以增强利湿之功。

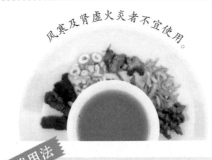

风寒及肾虚火炎者不宜使用。

现代用法

生地黄、当归身、黄连各6克，牡丹皮、升麻各9克。做汤剂，水煎服。

清胃散

👋 **功效主治**：清胃凉血，主治胃火牙痛。症见牙痛牵引头痛，面颊发热，其齿喜冷恶热，或牙宣出血，或牙龈红肿溃烂，或唇舌腮颊肿痛、口气热臭、口干舌燥、舌红苔黄、脉滑数。

➕ **随证加减**：①肠燥便秘，加大黄以导热下行。②口渴饮冷，加石膏、玄参、天花粉以清热生津。③胃火炽盛之牙衄，加牛膝导血热下行。

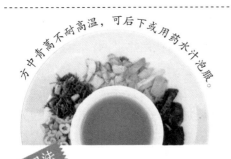

方中青蒿不耐高温，可后下或用药水汁泡服。

现代用法

青蒿、知母各6克，鳖甲15克，生地黄12克，牡丹皮9克。水煎服。

青蒿鳖甲汤

👋 **功效主治**：养阴透热，主治温病后期，邪伏阴分证。症见夜热早凉，热退无汗，舌红苔少，脉细数。

➕ **随证加减**：①暮热早凉，汗解渴饮，可去生地黄，加天花粉以清热生津。②兼肺阴虚，加沙参、麦门冬以滋阴润肺。③如用于小儿夏热，加白薇、荷梗以祛暑退热。

和解剂

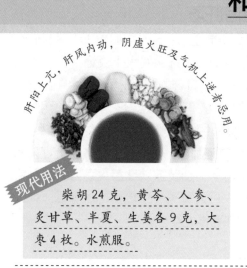

肝阳上亢，肝风内动，阴虚火旺及气机上逆者忌用。

现代用法

柴胡24克，黄芩、人参、炙甘草、半夏、生姜各9克，大枣4枚。水煎服。

小柴胡汤

🖐 **功效主治**：和解少阳。主治：①伤寒少阳证。症见往来寒热，胸胁苦满，口苦，咽干，目眩，舌苔薄白，脉弦。②热入血室证。症见妇人伤寒，经水适断，寒热发作有时。③黄疸、疟疾以及内伤杂病而见少阳证者。

➕ **随证加减**：①胸中烦而不呕为热聚于胸，去半夏、人参，加瓜蒌以清热、理气、宽胸。②渴者是热伤津液，去半夏，加天花粉以止渴生津。

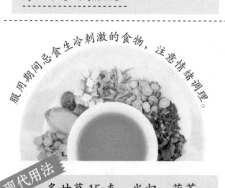

服用期间忌食生冷刺激的食物，注意情绪调理。

现代用法

炙甘草15克，当归、茯苓、芍药、白术、柴胡各30克。每服6~9克，煨姜、薄荷少许，共煎汤。

逍遥散

🖐 **功效主治**：疏肝解郁，养血健脾，主治肝郁血虚脾弱证。症见两胁作痛，头痛目眩，口燥咽干，神疲食少，或月经不调，乳房胀痛，脉弦而虚。

➕ **随证加减**：①肝郁气滞较甚，加香附、郁金、陈皮以疏肝解郁。②血虚甚者，加熟地黄以养血。③肝郁化火者，加牡丹皮、栀子以清热凉血。

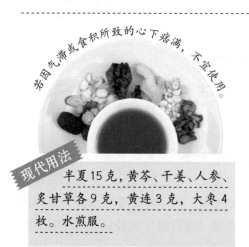

若因气滞或食积所致的心下痞满，不宜使用。

现代用法

半夏15克，黄芩、干姜、人参、炙甘草各9克，黄连3克，大枣4枚。水煎服。

半夏泻心汤

🖐 **功效主治**：寒热平调，消痞散结，主治寒热错杂之痞证。症见心下痞，但满而不痛；或呕吐，肠鸣下利，舌苔腻而微黄。

➕ **随证加减**：①湿热蕴积中焦，呕甚而痞，中气不虚，或舌苔厚腻者，可去人参、甘草、大枣、干姜，加枳实、生姜以下气、消痞、止呕。②胃热明显者，加栀子、蒲公英，以清热泻火。

温里剂

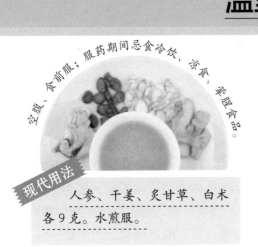

空腹、食前服；服药期间忌食冷饮、凉食、荤腥食品。

现代用法
人参、干姜、炙甘草、白术各9克。水煎服。

理中汤

👐 **功效主治**：温中祛寒，补气健脾。症见自利不渴，呕吐腹痛，腹满不食及中寒霍乱，阳虚失血，胸痛彻背，四肢不温等。

➕ **随证加减**：①虚寒甚者，可加附子、肉桂以增强温阳祛寒之力。②呕吐甚者，可加生姜、半夏以降逆和胃、止呕。③下利甚者，可加茯苓、白扁豆以健脾止泻。

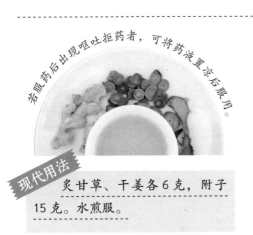

若服药后出现呕吐拒药者，可将药液置凉后服用。

现代用法
炙甘草、干姜各6克，附子15克。水煎服。

四逆汤

👐 **功效主治**：回阳救逆。主治心肾阳衰寒厥证。症见四肢厥逆，恶寒蜷卧，神衰欲寐，面色苍白，腹痛下利，呕吐不渴，舌苔白滑，脉微细。

➕ **随证加减**：①神疲乏力者，加白术、人参，以益气健脾。②口干唇燥者，加五味子、麦门冬，以滋阴养阳。③汗多者，加五味子、龙骨、牡蛎，以敛阴止汗。

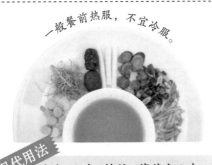

一般餐前热服，不宜冷服。

现代用法
当归12克，桂枝、芍药各9克，细辛3克，炙甘草、通草各6克，大枣8枚。水煎服。

当归四逆汤

👐 **功效主治**：温经散寒，养血通脉，主治血虚寒厥证。症见手足厥寒或腰、股、腿、足、肩臂疼痛，口不渴，舌淡苔白，脉沉细或细而欲绝。

➕ **随证加减**：①治腰、股、腿、足疼痛属血虚寒凝者，可酌加川断、牛膝、鸡血藤、木瓜等活血祛瘀之品。②兼有水饮呕逆者，加吴茱萸、生姜。

补益剂

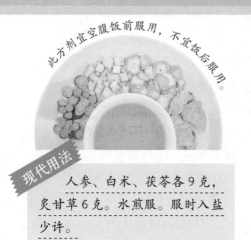

此方剂宜空腹饭前服用，不宜饭后服用。

现代用法

人参、白术、茯苓各9克，炙甘草6克。水煎服。服时入盐少许。

四君子汤

功效主治：益气健脾，主治脾胃气虚证。症见面色萎黄、语声低微、气短乏力，食少便溏，舌淡苔白，脉虚数。本方常用于慢性胃炎、胃及十二指肠溃疡等属脾气虚者。

随证加减：①呕吐者，加半夏以降逆止呕。②胸膈痞满者，加枳壳、陈皮以行气宽胸。③心悸失眠者，加酸枣仁以宁心安神。④兼畏寒肢冷、脘腹疼痛者，加干姜、附子以温中祛寒。

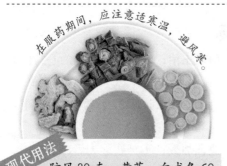

在服药期间，应注意适寒温，避风寒。

现代用法

防风30克，黄芪、白术各60克。研末，每日2次，每次6~9克，大枣煎汤送服。

玉屏风散

功效主治：益气固表止汗，主治表虚自汗。症见汗出恶风，面色白，舌淡苔薄白，脉浮虚。亦治虚人腠理不固，易感风邪。

随证加减：自汗较重者，可加浮小麦、煅牡蛎、麻黄根，以加强固表止汗之效。

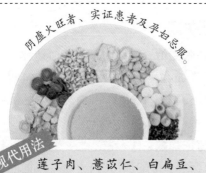

阴虚火旺者、实证患者及孕妇忌服。

现代用法

莲子肉、薏苡仁、白扁豆、甘草各10克，砂仁、桔梗各5克，白茯苓、人参、山药各20克。制成粉末，温水冲服。

参苓白术散

功效主治：益气健脾，渗湿止泻，主治脾虚湿盛证。症见饮食不化，胸脘痞闷，肠鸣泄泻，四肢乏力，形体消瘦，面色萎黄，舌淡苔白腻，脉虚缓。

随证加减：若兼里寒而腹痛者，加干姜、肉桂以温中止痛。

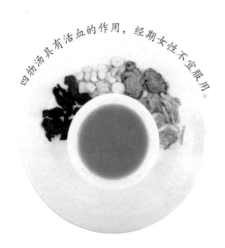

四物汤具有活血的作用，经期女性不宜服用。

四物汤

👋 **功效主治**：补血调血，主治营血虚滞证。症见头晕目眩，心悸失眠，面色无华，妇人月经不调、量少或经闭不行，脐腹作痛，甚或瘕块硬结，舌淡、口唇、爪甲色淡，脉细弦或细涩。

➕ **随证加减**：①兼气虚者，加人参、黄芪，以补气生血。② 以血滞为主者，加桃仁、红花，芍药易为赤芍药，以加强活血祛瘀之力。③血虚有寒者，加肉桂、炮姜、吴茱萸，以温通血脉。④血虚有热者，加黄芩、牡丹皮，熟地黄易为生地黄，以清热凉血。⑤妊娠胎漏者，加阿胶、艾叶，以止血安胎。

现代用法

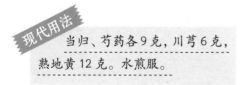

当归、芍药各9克，川芎6克，熟地黄12克。水煎服。

阴虚发热者忌用。

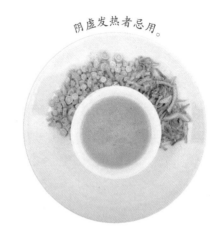

当归补血汤

👋 **主治功效**：补气生血，主治血虚阳浮发热证。症见肌热面赤，烦渴欲饮，脉洪大而虚，重按无力；亦治妇人经期、产后血虚发热头痛；或疮疡溃后，久不愈合。

➕ **随证加减**：①妇女经期、产后感冒发热头痛者，加葱白、淡豆豉、生姜、大枣以疏风解表。②疮疡久溃不愈，气血两虚而又余毒未尽者，可加金银花、甘草以清热解毒。③血虚气弱、出血不止者，可加煅龙骨、阿胶、山茱萸以固涩止血。

现代用法

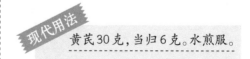

黄芪30克，当归6克。水煎服。

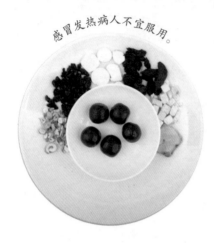

感冒发热病人不宜服用。

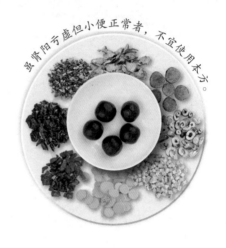

虽肾阳亏虚但小便正常者，不宜使用本方。

六味地黄丸

🖐 **功效主治**：滋补肝肾，主治肝肾阴虚证。症见腰膝酸软，头晕目眩，耳鸣耳聋，盗汗，遗精，消渴，骨蒸潮热，手足心热，口燥咽干，牙齿动摇，足跟作痛，小便淋沥，以及小儿囟门不合，舌红少苔，脉沉细数。

➕ **随证加减**：①虚火明显者，加知母、玄参、黄柏等以加强清热降火之功。②兼脾虚气滞者，加白术、砂仁、陈皮等以健脾和胃。

现代用法

熟地黄24克，山茱萸、山药各12克，泽泻、牡丹皮、茯苓各9克。水煎服。现代多为浓缩丸，每次8粒，每日3次。

肾气丸

🖐 **功效主治**：补肾助阳，主治肾阳不足证。症见腰痛肢软，身半以上常有冷感，少腹拘急，小便不利或小便反多，阳痿，早泄，痰饮，水肿，消渴等。用于慢性肾炎，糖尿病，神经衰弱，慢性支气管哮喘，更年期综合征等属肾阳不足者。

➕ **随证加减**：①夜尿多者，宜加五味子。②小便数多，色白体羸，为真阳亏虚，宜加补骨脂、鹿茸等，以加强温阳之力。

现代用法

干地黄240克，山药、山茱萸各120克，泽泻、茯苓、牡丹皮各90克，桂枝、附子各30克。现多为浓缩丸，每次8粒，每日3次，温水冲服。

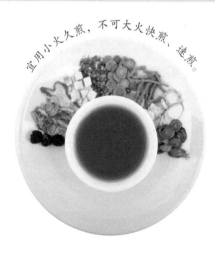

宜用小火久煎，不可大火快煎、速煎。

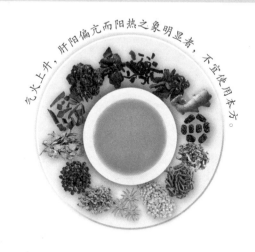

气火上升，肝阳偏亢而阳热之象明显者，不宜使用本方。

归脾汤

👆 **功效主治**：益气补血，健脾养心。主治：①心脾气血两虚证。症见心悸怔忡，健忘失眠，盗汗，体倦食少，面色萎黄，舌淡，苔薄白，脉细弱。②脾不统血证。症见便血，皮下紫癜，妇女崩漏，月经超前，量多色淡，或淋漓不止，舌淡，脉细弱。

➕ **随证加减**：①崩漏下血偏寒者，可加艾叶炭、炮姜炭，以温经止血。②偏热者，加生地炭、阿胶珠、棕榈炭，以清热止血。

现代用法

白术、当归、茯苓、黄芪、远志、龙眼肉、酸枣仁、人参各3克，木香1.5克，炙甘草1克。加生姜、大枣，水煎服。

地黄饮子

👆 **功效主治**：滋肾阴，补肾阳，开窍化痰。主治下元虚衰，痰浊上泛之喑痱证。症见舌强不能言，足废不能用，口干不欲饮，足冷面赤，脉沉细弱。临床常用于晚期高血压、脑动脉硬化、脑卒中后遗症等慢性疾病过程中出现的阴阳两虚。

➕ **随证加减**：①属痱而无喑者，减去菖蒲、远志等宣通开窍之品。②喑痱以阴虚为主，痰火偏盛者，去附子、肉桂，酌加川贝母、竹沥、胆南星、天竺黄等清热化痰。

现代用法

熟地黄12克，巴戟天、山茱萸、石斛、肉苁蓉、附子、五味子、肉桂、茯苓、麦门冬、菖蒲、远志各15克。加生姜、大枣，水煎服。

固涩剂

若为阴虚火旺所致之盗汗，或阳虚欲脱者，不宜使用本方。

现代用法

黄芪、麻黄根、牡蛎各30克。共为粗散，每服9克，加浮小麦30克，水煎温服，亦做汤剂。

牡蛎散

🖐 **功效主治**：敛阴止汗，益气固表。主治体虚自汗、盗汗证。症见常自汗出，夜卧更甚，心悸惊惕，短气烦倦，舌淡红，脉细弱。

➕ **随证加减**：①气虚明显者，可加人参、白术以益气。②偏于阴虚者，可加生地黄、芍药以养阴。③自汗应重用黄芪以固表。④盗汗重者可再加稽豆衣、糯稻根以止汗。

肝经湿热，或阴虚火旺者，不宜使用本方。

现代用法

沙苑蒺藜、芡实、莲须各60克，龙骨、牡蛎各30克。共为细末，以莲子粉糊丸，每服9克，每日2~3次，空腹淡盐汤送下。亦做汤剂，用量酌减。

金锁固精丸

🖐 **功效主治**：涩精补肾。主治肾虚不固、遗精滑泄、神疲乏力、四肢酸软、腰痛、耳鸣。常用于性神经功能紊乱、乳糜尿、慢性前列腺炎以及带下、崩漏等属肾虚精气不足，下元不固者。

➕ **随证加减**：①大便干结者，可加熟地黄、肉苁蓉以补精血而通大便。②大便溏泄者，加补骨脂、菟丝子、五味子以补肾固涩。

寒湿证者慎用本方。

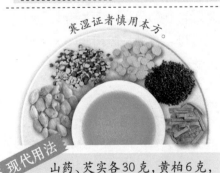

现代用法

山药、芡实各30克，黄柏6克，车前子3克，白果12克。水煎服。

易黄汤

🖐 **功效主治**：固肾止带，清热祛湿，主治肾虚湿热带下。本方现代常用于宫颈炎、阴道炎等属肾虚湿热下注者。

➕ **随证加减**：①湿甚者，加土茯苓、薏苡仁以祛湿。②热甚者，可加苦参、败酱草、蒲公英以清热解毒。③带下不止，加鸡冠花、墓头回以止带。

安神剂

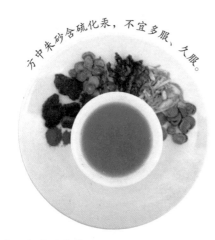

方中朱砂含硫化汞，不宜多服、久服。

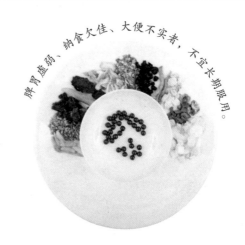

脾胃虚弱、纳食欠佳、大便不实者，不宜长期服用。

朱砂安神丸

🍲 **功效主治**：镇心安神，清热养血。主治心火亢盛，阴血不足证。症见失眠多梦，惊悸怔忡，心烦神乱，或胸中懊恼①，舌尖红，脉细数。

➕ **随证加减**：①若胸中烦热较甚，加栀子、莲子心以增强清心除烦之力。②兼惊恐，宜加龙骨、牡蛎以镇惊安神。③失眠多梦者，可加酸枣仁、柏子仁以养心安神。

现代用法

朱砂15克，黄连18克，炙甘草16.5克，生地黄4.5克，当归7.5克。上药研末，炼蜜为丸，每次6~9克，临睡前温开水送服，亦可做汤剂，用量按原方比例酌减，朱砂研细末水飞②，以药汤送服。

①懊恼，中医术语，意思为胸膈间有一种烧灼嘈杂感的症状。
②水飞，中药学术语，中药炮制法。是利用粗细粉末在水中悬浮性不同，将不溶于水的药材与水共研制成极细腻粉末的方法。

天王补心丹

🍲 **功效主治**：滋阴清热，养血安神。主治阴虚血少，神志不安证。症见心悸怔忡，虚烦失眠，神疲健忘，或梦遗，手足心热，口舌生疮，大便干结，舌红少苔，脉细数。

➕ **随证加减**：①失眠重者，可酌加龙骨、磁石以重镇安神。②心悸怔忡甚者，可酌加龙眼肉、夜交藤以增强养心安神之功。③遗精者，可酌加金樱子、煅牡蛎以固肾涩精。

现代用法

人参、茯苓、玄参、丹参、桔梗、远志各15克，当归、五味子、麦门冬、天门冬、柏子仁、酸枣仁各30克，生地黄120克。上药共为细末，炼蜜为小丸，用朱砂水飞9~15克为衣，每服6~9克，温开水送下。

开窍剂

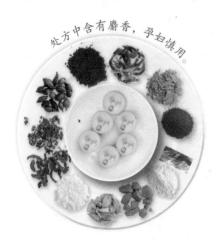

处方中含有麝香，孕妇慎用。

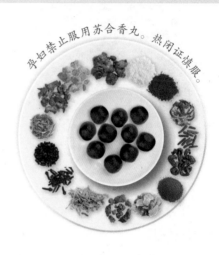

孕妇禁止服用苏合香丸。热闭证慎服。

安宫牛黄丸

🐹 **功效主治：** 清热解毒，镇惊开窍。主治邪热内陷心包证。用于热病邪入心包，高热惊厥，神昏谵语。

➕ **随证加减：** ①温病初起，邪在肺卫，迅即逆传心包者，可用金银花、薄荷或银翘散煎汤送服本方，以增强清热透解作用。②邪陷心包，兼有腑实，症见神昏舌短、大便秘结、饮不解渴者，宜开窍与攻下并用，以安宫牛黄丸2粒化开，调生大黄末9克内服，先服一半，不效再服。

现代用法 牛黄、郁金、水牛角浓缩粉、黄连、黄芩、山栀、朱砂、雄黄各30克，冰片、人工麝香各7.5克，珍珠15克。上为极细粉，炼蜜为丸，每丸3克，金箔为衣。

苏合香丸

🐹 **功效主治：** 芳香开窍，行气止痛。主治寒闭证。症见突然昏倒，牙关紧闭，不省人事，苔白，脉迟；亦治心腹卒痛，甚则昏厥，属寒凝气滞者以及中暑、心胃气痛。

➕ **随证加减：** ①气虚者，加人参、山药，以补气益正。②阳虚者，加干姜、桂枝，以温阳散寒。③神志不安者，加远志、菖蒲，以开窍醒神。

现代用法 苏合香、冰片、乳香各30克，人工麝香、安息香、青木香、香附、白檀香、丁香、沉香、荜茇、白术、诃子、朱砂、水牛角浓缩粉各60克。共为末，炼蜜为丸。

理血剂

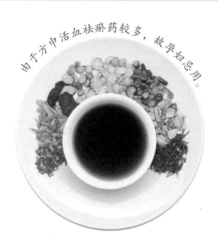

由于方中活血祛瘀药较多，故孕妇忌用。

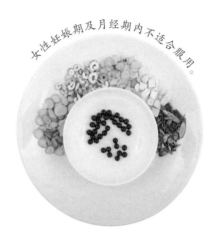

女性妊娠期及月经期内不适合服用。

血府逐瘀汤

👆 **功效主治：** 活血化瘀，行气止痛，主治胸中血瘀证。症见胸痛，头痛，日久不愈，或呃逆日久不止，或饮水即呛，干呕，或心悸怔忡，失眠多梦，急躁易怒，入暮潮热，唇暗或两目暗黑，舌质暗红，或舌有瘀斑、瘀点，脉涩或弦紧。

➕ **随证加减：** ①瘀痛入络，可加全蝎、蜈蚣、地龙、三棱、莪术等以破血通络。②气机郁滞较重，加川楝子、香附、青皮等以疏肝理气。

现代用法

桃仁12克，红花、当归、生地黄、牛膝各9克，川芎、桔梗各4.5克，赤芍药、枳壳、甘草各6克，柴胡3克。水煎服。

桂枝茯苓丸

👆 **功效主治：** 活血化瘀，缓消症块，主治瘀阻胞宫证。症见妇人素有症块，妊娠漏下不止，血色紫黑晦暗，腹痛拒按，或经闭腹痛，或产后恶露不尽而腹痛拒按者，舌质紫暗或有瘀点，脉沉涩。

➕ **随证加减：** ①瘀血阻滞较甚，可加丹参、川芎等以活血祛瘀。②疼痛剧烈者，宜加玄胡、没药、乳香等以活血止痛。③气滞者加香附、陈皮等以理气行滞。

现代用法

桂枝、茯苓、牡丹皮、桃仁、芍药各9克。共为末，炼蜜和丸，每日服3~5克。

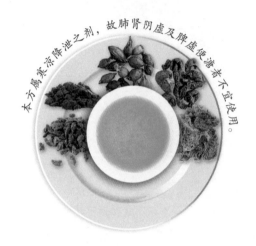

本方为寒凉降泄之剂，故肺肾阴虚及脾虚便溏者不宜使用。

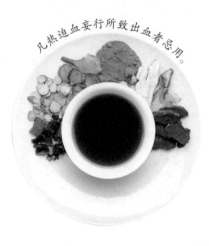

凡热迫血妄行所致出血者忌用。

咳血方

👋 **功效主治**：清肝宁肺，凉血止血，主治肝火犯肺之咳血证。症见咳嗽痰稠带血，咯吐不爽，心烦易怒，胸胁作痛，咽干口苦，颊赤便秘，舌红苔黄，脉弦数。

➕ **随证加减**：①火热伤阴者，可酌加沙参、麦门冬等以清肺养阴。②咳甚痰多者，可加川贝、天竺黄、枇杷叶等以清肺化痰。③本方去诃子、海粉，加青蒿、牡丹皮，治疗鼻出血，亦有较好疗效。

现代用法

青黛、诃子各6克，瓜蒌仁、海粉、栀子各9克。共研末为丸，每服9克。亦可做汤剂，水煎服，用量按原方比例酌定。

黄土汤

👋 **功效主治**：温阳健脾，养血止血，主治脾阳不足，脾不统血证。症见大便下血、先便后血，以及吐血，衄血，崩漏，血色暗淡，四肢不温，面色萎黄，舌淡苔白，脉沉细无力。

➕ **随证加减**：①出血多者，可酌加三七、白及等以止血。②气虚甚者，可加人参以益气摄血。③胃纳较差者，阿胶可改为阿胶珠，以减其滋腻之性。④脾胃虚寒较甚者，可加炮姜炭以温中止血。

现代用法

甘草、干地黄、白术、附子（炮）、阿胶、黄芩各9克，灶心黄土（即伏龙肝）30克。先将灶心黄土水煎，过滤取汤，再煎余药，阿胶烊化冲服。

理气剂

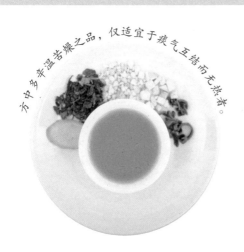

方中多辛温苦燥之品，仅适宜于痰气互结而无热者。

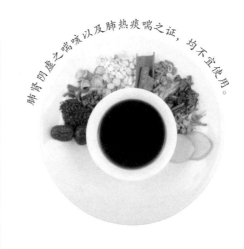

肺肾阴虚之喘咳以及肺热痰喘之证，均不宜使用。

半夏厚朴汤

😋 **主治功效**：行气散结，降逆化痰，主治梅核气。症见咽中如有物阻，咯吐不出，吞咽不下，胸膈满闷，或咳或呕，舌苔白润或白滑，脉弦缓或弦滑。

➕ **随证加减**：①气郁较甚者，可酌加香附、郁金助行气解郁之功。②胁肋疼痛者，酌加川楝子、玄胡以疏肝理气。③咽痛者，酌加玄参、桔梗以解毒散结，宣肺利咽。

现代用法

厚朴9克，茯苓、半夏各12克，生姜15克，苏叶6克。水煎服。

苏子降气汤

😋 **功效主治**：降气平喘，祛痰止咳，主治上实下虚喘咳证。症见痰涎壅盛，胸膈满闷，喘咳短气，呼多吸少，或腰疼脚弱，肢体倦怠，或肢体浮肿，舌苔白滑或白腻，脉弦滑。

➕ **随证加减**：①痰涎壅盛，喘咳气逆难卧者，可酌加沉香以加强其降气平喘之功。②兼表证者，可酌加麻黄、杏仁以宣肺平喘，疏散外邪。③兼气虚者，可酌加人参等益气。

现代用法

紫苏子、半夏各75克，当归45克，甘草60克，前胡、厚朴各30克，肉桂45克（一方有陈皮45克），加生姜2片，大枣1枚，苏叶2克。水煎服。

治风剂

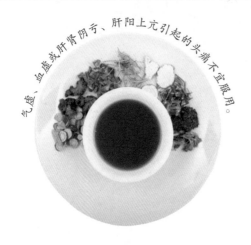

气虚、血虚或肝肾阴亏、肝阳上亢引起的头痛不宜服用。

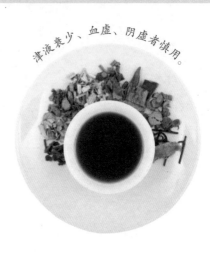

津液衰少、血虚、阴虚者慎用。

川芎茶调散

🍵 **功效主治**：疏风止痛，主治外感风邪头痛。症见偏头痛，或巅顶作痛，目眩鼻塞，恶寒发热，舌苔薄白，脉浮。

➕ **随证加减**：①外感风寒头痛，宜减薄荷用量，酌加苏叶、生姜以加强祛风散寒之功。②外感风热头痛，加菊花、僵蚕、蔓荆子以疏散风热。③外感风湿头痛，加苍术、藁本以散风祛湿。④头风头痛，宜重用川芎，并酌加桃仁、红花、全蝎、地龙等以活血祛瘀，疏风通络。

现代用法

薄荷240克，川芎、荆芥各120克，细辛30克，防风45克，白芷、羌活、炙甘草各60克。共为细末，每次6克，每日2次，饭后清茶调服。亦可做汤剂，用量按原方比例酌减。

天麻钩藤饮

🍵 **功效主治**：平肝息风，清热活血，补益肝肾，主治肝阳偏亢，肝风上扰证。症见头痛，眩晕，失眠多梦，或口苦面红，舌红苔黄，脉弦或数。

➕ **随证加减**：①眩晕头痛剧者，可酌加羚羊角、龙骨、牡蛎等，以增强平肝潜阳息风之力。②肝火盛、口苦面赤、心烦易怒者，加龙胆草、夏枯草，以加强清肝泻火之功。③脉弦而细者，宜加生地黄、枸杞子、何首乌以滋补肝肾。

现代用法

天麻、栀子、黄芩、杜仲、益母草、桑寄生、夜交藤、朱茯神各9克，钩藤、川牛膝各12克，石决明18克。水煎服。

祛湿剂

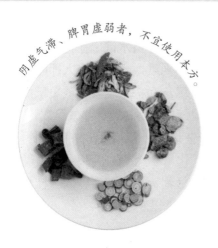

阴虚气滞、脾胃虚弱者，不宜使用本方。

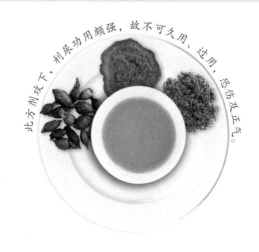

此方剂攻下、利尿功用颇强，故不可久用、过用，恐伤及正气。

平胃散

👌 **功效主治：** 燥湿运脾，行气和胃，主治湿滞脾胃证。症见脘腹胀满，不思饮食，口淡无味，恶心呕吐，嗳气吞酸，肢体沉重，怠惰嗜卧，常多自利，舌苔白腻而厚，脉缓。

➕ **随证加减：** ①证属湿热者，宜加黄连、黄芩以清热燥湿。②属寒湿者，宜加干姜、草豆蔻以温化寒湿。③湿盛泄泻者，宜加茯苓、泽泻以利湿止泻。

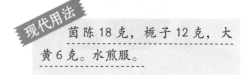

现代用法 苍术120克，厚朴90克，陈皮60克，炙甘草30克。共为细末，每服4~6克，生姜大枣煎汤送下，或做汤剂，水煎服，用量按原方比例酌减。

茵陈蒿汤

👌 **功效主治：** 利湿退黄，主治湿热黄疸。症见一身面目俱黄，黄色鲜明，发热，无汗，或头汗出，口渴欲饮，恶心呕吐，腹微满，小便短赤，大便不爽或秘结，舌红苔黄腻，脉沉数或滑数有力。

➕ **随证加减：** ①湿重于热者，可加茯苓、泽泻、猪苓以利水渗湿。②热重于湿者，可加黄柏、龙胆草以清热祛湿。③胁痛明显者，可加柴胡、川楝子以疏肝理气。

现代用法 茵陈18克，栀子12克，大黄6克。水煎服。

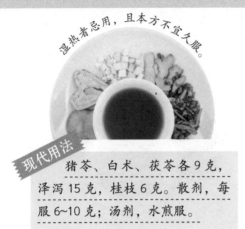

湿热者忌用，且本方不宜久服。

现代用法

猪苓、白术、茯苓各9克，泽泻15克，桂枝6克。散剂，每服6～10克；汤剂，水煎服。

五苓散

🥄 **功效主治**：利水渗湿，温阳化气，主治膀胱气化不利之蓄水证。症见小便不利，头痛微热，烦渴欲饮，甚则水入即吐，或脐下动悸，吐涎沫而头目眩晕，或短气而咳，或水肿，泄泻，舌苔白，脉浮或浮数。

➕ **随证加减**：①水肿兼有表证者，可与越婢汤[1]合用。②水湿壅盛者，可与五皮散[2]合用。③疏散泄泻偏于热者，须去桂枝，可加车前子、木通以利水清热。

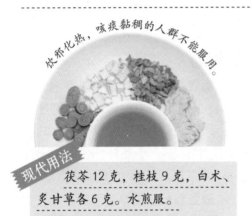

饮邪化热、咳痰黏稠的人群不能服用。

现代用法

茯苓12克，桂枝9克，白术、炙甘草各6克。水煎服。

苓桂术甘汤

🥄 **功效主治**：温阳化饮，健脾利湿，主治中阳不足之痰饮。症见胸胁支满，目眩心悸，短气而咳，舌苔白滑，脉弦滑或沉紧。

➕ **随证加减**：①咳嗽痰多者，加半夏、陈皮以燥湿化痰。②心下痞或腹中有水声者，可加枳实、生姜以消痰散水。

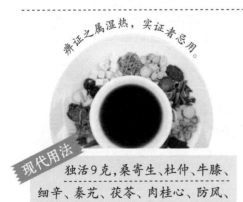

痹证之属湿热，实证者忌用。

现代用法

独活9克，桑寄生、杜仲、牛膝、细辛、秦艽、茯苓、肉桂心、防风、川芎、人参、甘草、当归、芍药、干地黄各6克。水煎服。

独活寄生汤

🥄 **功效主治**：祛风湿，止痹痛，益肝肾，补气血。主治痹证日久，肝肾两虚，气血不足证。症见腰膝疼痛，肢节屈伸不利，或麻木不仁，心悸气短，舌淡苔白，脉细弱。

➕ **随证加减**：①痹证疼痛较剧者，可酌加制川乌、制草乌、白花蛇等以疏风通络，活血止痛。②寒邪偏盛者，酌加附子、干姜以温阳散寒。③湿邪偏盛者，去地黄，酌加防己、薏苡仁、苍术以祛湿消肿。

①有疏风解表、宣肺利水之功效，主治风水证。
②有利水消肿、理气健脾之功效。

祛痰剂

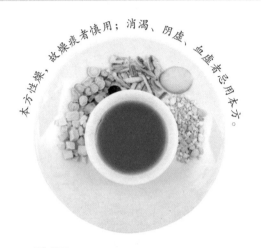

本方性燥，故燥痰者慎用；消渴、阴虚、血虚者忌用本方。

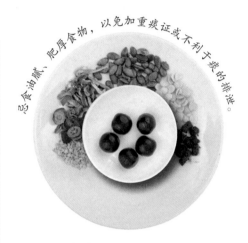

忌食油腻、肥厚食物，以免加重痰证或不利于痰的排泄。

二陈汤

功效主治：燥湿化痰，理气和中，主治湿痰证。症见咳嗽痰多，色白易咯，恶心呕吐，胸膈痞闷，肢体困重，或头眩心悸，舌苔白滑或腻，脉滑。

随证加减：①治湿痰，可加苍术、厚朴以增燥湿化痰之力。②治热痰，可加胆南星、瓜蒌以清热化痰。③治寒痰，可加干姜、细辛以温化寒痰。④治风痰眩晕，可加天麻、僵蚕以化痰息风。

现代用法

半夏、橘红各15克，茯苓9克，炙甘草4.5克，加生姜7片，乌梅1个。水煎温服。

清气化痰丸

功效主治：清热化痰，理气止咳，主治痰热咳嗽。症见咳嗽气喘，咳痰黄稠，胸痛痞满，甚则气急呕恶，烦躁不宁，舌质红、苔黄腻，脉滑数。临床用于肺炎、急性支气管炎、慢性支气管炎急性发作等属痰热内结者。

随证加减：①痰多气急者，可加鱼腥草、桑白皮。②恶心呕吐明显者，加竹茹。

现代用法

陈皮、杏仁、枳实、黄芩、瓜蒌仁、茯苓各30克，胆南星、制半夏各45克。以上8味，除瓜蒌仁外，其余7味药粉碎成细粉，与瓜蒌仁混匀、过筛。另取生姜100克，捣碎加水适量，压榨取汁，与上述粉末泛丸，干燥即得。每服6~9克，1日2次，小儿酌减。亦可做汤剂，加生姜水煎服，用量按原方比例酌减。

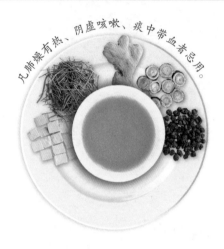

凡肺燥有热、阴虚咳嗽、痰中带血者忌用。

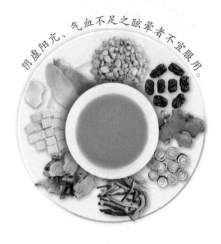

阴虚阳亢、气血不足之眩晕者不宜服用。

苓甘五味姜辛汤

🖐 **功效主治**：温肺化饮，主治寒饮咳嗽。症见咳痰量多，清稀色白，或喜唾涎沫，胸满不舒，舌苔白滑，脉弦滑。常用于慢性支气管炎、肺气肿等属寒饮内停者。

➕ **随证加减**：①痰多欲呕者，加半夏以温化寒痰，降逆止呕。②咳甚喘急者，加杏仁、厚朴以降气止咳。③脾虚食少者，可加人参、白术、陈皮等以益气健脾。

现代用法

茯苓12克，甘草、干姜各9克，细辛、五味子各5克。水煎温服。

半夏白术天麻汤

🖐 **功效主治**：化痰息风，健脾祛湿，主治风痰上扰证。症见眩晕，头痛，胸膈痞闷，恶心呕吐，舌苔白腻，脉弦滑。常用于耳源性眩晕、高血压、神经性眩晕等属风痰上扰者。

➕ **随证加减**：①眩晕较甚者，可加僵蚕、胆南星等以加强化痰息风之力。②头痛甚者，加蔓荆子等以祛风止痛。③呕吐甚者，加代赭石、旋覆花以镇逆止呕。④湿痰偏盛、舌苔白滑者，可加泽泻、桂枝以渗湿化饮。

现代用法

半夏4.5克，天麻、茯苓、橘红各3克，白术9克，甘草1.5克。加生姜1片，大枣2枚。水煎服。

治燥剂

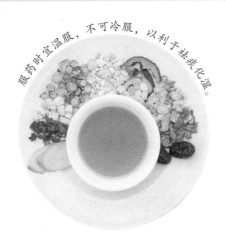

服药时宜温服，不可冷服，以利于祛痰化湿。

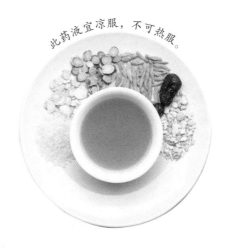

此药液宜凉服，不可热服。

杏苏散

功效主治：轻宣凉燥，理肺化痰，主治外感凉燥证。症见恶寒无汗，头微痛，咳嗽痰稀，鼻塞咽干，苔白脉弦。

随证加减：①无汗，脉弦甚或紧，加羌活以解表发汗。②汗后咳不止，去苏叶，加苏梗以降肺气。③兼泄泻腹满者，加苍术、厚朴以化湿除满。④头痛兼眉棱骨痛者，加白芷以祛风止痛。⑤热甚者，加黄芩以清解肺热。

现代用法　苏叶、杏仁、半夏、茯苓、前胡各9克，桔梗、枳壳、橘皮各6克，甘草3克，大枣3枚。水煎服。

麦门冬汤

功效主治：清养肺胃，降逆下气。主治：①虚热肺痿。症见咳嗽气喘，咽喉不利，咳痰不爽，或咳唾涎沫，口干咽燥，手足心热，舌红少苔，脉虚数。②胃阴不足证。症见呕吐，纳少，呃逆，口渴咽干，舌红少苔，脉虚数。

随证加减：①津伤甚者，可加沙参、玉竹以养阴液。②阴虚胃痛、脘腹灼热者，可加石斛、白芍以增加养阴益胃、止痛之功。

现代用法　麦门冬42克，半夏6克，人参9克，甘草、粳米各3克，大枣4枚。水煎服。

祛暑剂

消食剂

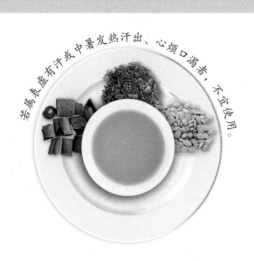

若属表盛有汗或中暑发热汗出、心烦口渴者，不宜使用。

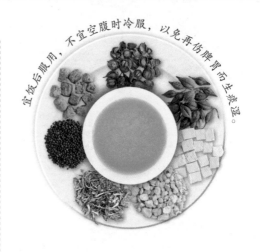

宜饭后服用，不宜空腹时冷服，以免再伤脾胃而生痰湿。

香薷散

🥄 **功效主治**：祛暑解表，化湿和中，主治阴暑。症见恶寒发热，头痛身重，无汗，腹痛吐泻，胸脘痞闷，舌苔白腻，脉浮。常用于夏季感冒、急性胃肠炎等属外感风寒夹湿者。

➕ **随证加减**：①兼内热者，加黄连以清热。②湿盛于里者，加茯苓、甘草以利湿和中。③素体脾虚，中气不足者，加人参、黄芪、白术以益气健脾。

保和丸

🥄 **功效主治**：消食和胃，主治食滞胃脘证。症见脘腹胀满，嗳腐吞酸，厌食，呕吐，或大便黏浊，苔黄厚腻，脉滑。常用于急慢性胃炎、急慢性肠炎、消化不良、婴幼儿腹泻等属食积内停者。

➕ **随证加减**：①食积较重者，可加枳实、槟榔。②苔黄脉数者，可加黄连、黄芩。③大便秘结者，加大黄。④兼脾虚者，加白术。

现代用法
香薷500克，白扁豆、厚朴各250克。水煎服，或加酒少量同煎，用量按原方比例酌减。

现代用法
山楂300克，神曲、半夏、茯苓各100克，陈皮、连翘、莱菔子、麦芽各50克。共为末，水泛为丸，温开水送下。亦可水煎服，用量按原方比例酌减。

驱虫剂／

涌吐剂／

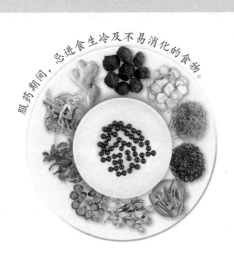

服药期间，忌进食生冷及不易消化的食物。

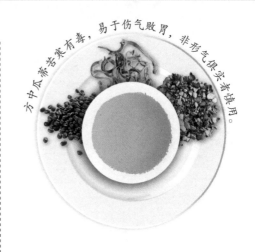

方中瓜蒂苦寒有毒，易于伤气败胃，非形气俱实者慎用。

乌梅丸

🐾 **功效主治：** 缓肝调中，清上温下，主治蛔厥，久痢，厥阴头痛。症见腹痛下痢、巅顶头痛、躁烦呕吐、手足厥冷。

➕ **随证加减：** ①可酌加使君子、苦楝根皮、榧子、槟榔等以增强驱虫作用。②热重，去附子、干姜。③寒重，减黄连、黄柏。

现代用法

乌梅、黄连各480克，细辛、附子、桂枝、人参、黄柏各180克，干姜300克，当归、蜀椒各120克。制丸，每服9克，日服2~3次，空腹温开水送下。

瓜蒂散

🐾 **功效主治：** 涌吐痰涎宿食，主治痰涎宿食、壅滞胸脘证。症见胸中痞硬、懊恼不安、欲吐不出、气上冲咽喉不得息、寸脉微浮者。具有催吐、抗炎作用，常用于暴饮暴食之胃扩张、误食毒物、精神分裂症、精神抑郁症等属于痰食壅滞胸脘证者。

➕ **随证加减：** ①胸闷明显者，加枳实、柴胡，以理气和中。②气逆明显者，加陈皮、竹茹，以降逆化湿。③气虚者，加人参或党参、白术，以益气补虚。

现代用法

瓜蒂、赤小豆各3克。将上药研细末和匀，每服1~3克，用淡豆豉9克煎汤送服。

辨证
治疗

常见病

感冒

头痛

咳嗽

预防
调养

第四章

常见病辨证治疗，求医不如求己

　　掌握了中医治病的基础理论知识、病因病机、中医诊断疾病的方法、中药和方剂学相关知识，在日常生活中，遇到感冒、头痛、咳嗽等常见病时，就可以在中医的辨证施治精神指导下，运用中医理论知识来治疗疾病。需要注意的是，本章中提到的中成药仅供参考，实际使用时，需要在医生的指导下进行。

第17课 常见小病小痛有妙招

感冒

感冒是常见的外感疾病，可表现为鼻塞、流涕、打喷嚏、咳嗽、头痛、恶寒、发热、全身不适等。一年四季均可发病，尤以冬春两季多见。

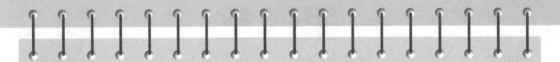

风寒型

主要症状： 恶寒无汗，头身疼痛，流清涕，咽喉痒，咳嗽，痰白等。

治法： 疏风散寒，解表清热。

对症中成药： 感冒清热颗粒、风寒感冒颗粒、柴胡饮颗粒等。

暑湿型

主要症状： 恶心，呕吐，身热出汗，乏力，口渴喜饮，小便不利等。

治法： 解表化湿，理气和中。

对症中成药： 暑湿感冒颗粒、藿香正气水等。

风热型

主要症状： 发热较重而畏寒轻，流黄涕，咳黄痰，头痛，四肢酸痛，咽喉肿痛等。

治法： 疏风清热，宣肺止咳。

对症中成药： 桑菊感冒颗粒、双黄连口服液等。

体虚型

主要症状： 反复感冒，或感冒后绵延不愈。

治法： 益气，固表，止汗。

对症中成药： 补中益气丸、玉屏风胶囊等。

预防调养 多吃富含维生素C的蔬果，比如黄瓜、苦瓜、茄子、生菜、白菜、西红柿、猕猴桃、橙子、橘子、柚子等，以增强免疫力。

头痛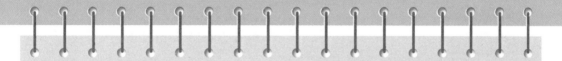

　　头痛是临床常见的自觉症状，可单独出现，也可见于多种疾病的发展过程中。头为"诸阳之会"，五脏精华之血、六腑清阳之气皆上注于头，所以导致头痛的原因有很多，治疗的时候需要辨证施治。

风寒型

主要症状：头痛以前额、太阳穴区为主，常牵连颈项部伴有拘紧感，遇风寒可加重。

治法：疏风散寒，温经通络。

对症中成药：正柴胡饮颗粒、川芎茶调颗粒等。

肝阳上亢型

主要症状：头痛而眩，心烦易怒，夜眠不宁，面红口苦。

治法：清热平肝，降逆止痛。

对症中成药：脑立清丸等。

风热型

主要症状：头痛发胀，时感灼痛，遇热而增重，甚则头痛如裂。

治法：清热泻火，散风止痛。

对症中成药：清眩丸、牛黄上清丸等。

痰浊阻遏型

主要症状：头痛昏蒙，胸脘满闷，呕恶痰涎，苔白腻，脉滑或弦滑。

治法：健脾祛湿，化痰息风。

对症中成药：半夏天麻丸等。

预防调养　长期坚持按摩头部，能有效预防头痛症状的发生，还能缓解头痛症状。

咳嗽

咳嗽分为外感咳嗽和内伤咳嗽。外感咳嗽起病急、病程短，多见于感冒、急性上呼吸道感染、气管炎等引起的咳嗽；内伤咳嗽起病缓、病程长，多见于慢性气管炎、支气管扩张等引起的咳嗽。

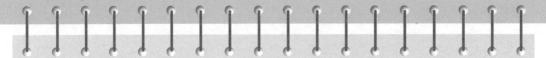

外感咳嗽

风寒袭肺

主要症状：咽痒，咳嗽声重，气急，咯痰稀薄、色白。

治法：疏风散寒，宣肺止咳。

对症中成药：通宣理肺丸、杏苏止咳糖浆等。

风热犯肺

主要症状：咳嗽频剧，喉燥咽痛，咯痰不爽，痰黏稠或稠黄。

治法：疏风清热，宣肺止咳。

对症中成药：麻杏石甘丸、羚羊清肺丸等。

风燥伤肺

主要症状：喉痒干咳，咽喉干痛，鼻干燥。

治法：疏风清肺，润燥止咳。

对症中成药：二母宁嗽丸、秋梨润肺膏、橘红丸等。

内伤咳嗽

痰湿蕴肺

主要症状：咳嗽反复发作，咳声重浊，胸闷气憋，痰多，痰黏腻或稠厚。

治法：燥湿化痰，理气止咳。

对症中成药：二陈丸等。

痰热郁肺

主要症状：咳嗽气息粗促，或喉中有痰声，痰多质黏稠，咯吐不爽。

治法：清热肃肺，豁痰止咳。

对症中成药：清肺消炎丸、竹沥膏、羚羊清肺丸等。

预防调养

1. 患者居处环境要保持空气新鲜，禁止吸烟，室内要经常开窗通风。

2. 平时少食过甜、过咸、油腻、生冷、辛辣等刺激性食物。

失眠

失眠是心神失养或心神不安导致的以经常不能获得正常睡眠为特征的一类病证，主要表现为睡眠时间、深度的不足等。失眠多由情志、饮食内伤，以及病后、年迈、禀赋不足、心虚胆怯等因素引起。

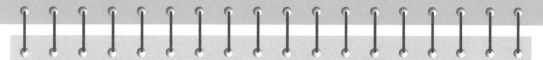

心脾两虚型

主要症状： 不寐，多梦易醒，心悸健忘，神疲食少，头晕目眩。

治法： 益气健脾，养血安神。

对症中成药： 归脾丸等。

肾虚型

主要症状： 腰酸背痛，舌尖红，双目干涩，入睡难。

治法： 益气生津，补肾宁心。

对症中成药： 安神补脑片、五味子糖浆等。

心血虚型

主要症状： 心悸，易惊，失眠，健忘，眩晕，面色苍白，唇舌色淡，脉细弱。

治法： 补气，养血，安神。

对症中成药： 柏子养心丸等。

气阴两虚型

主要症状： 心悸气短，失眠健忘，心神不宁，久咳声低，干咳少痰。

治法： 滋阴补气，安神养心。

对症中成药： 黄芪生脉饮等。

肝肾亏损型

主要症状： 头昏头痛，失眠多梦，心悸健忘，大便不畅，或兼咳喘等。

治法： 滋补肝肾，宁心安神。

对症中成药： 滋肾宁神丸等。

预防调养

1. 可以在临睡前听听曲调委婉、节奏舒缓的音乐，有助眠的作用。

2. 睡前做深呼吸。用3秒钟吸气，然后屏住呼吸3秒钟，后吐气，反复重复几次。这个动作有助于帮人恢复平静。

心悸

心悸指因外感或内伤，致心中急剧跳动，惊慌不安，甚则不能自主为主要特征的病证。引起这种病症的主要因素是气血阴阳亏虚，致使心失所养，或痰饮瘀血阻滞，致使心脉不畅。本病相当于西医学中的心律失常。

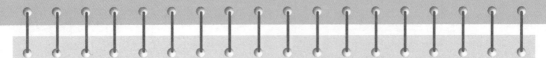

心气阳虚型

主要症状：心悸气短，动则加剧，或突然昏仆，汗出倦怠，面色㿠白，或形寒肢冷，舌淡苔白，脉沉弱或沉迟。

治法：温补心阳，补益心气，安神定悸。

对症中成药：安神定志丸、芪苈强心胶囊等。

心血不足型

主要症状：心悸气短，头晕目眩，失眠健忘，面色无华，倦怠乏力，纳呆食少，舌淡红，脉细弱。

治法：补血养心，益气安神。

对症中成药：乌灵胶囊、珍合灵片等。

心脾两虚型

主要症状：心悸气短，头晕目眩，少寐多梦，健忘，面色无华，神疲乏力，纳呆食少，腹胀便溏，舌淡红。

治法：益气补血，健脾养心。

对症中成药：人参归脾丸、复方阿胶浆等。

心阴亏虚型

主要症状：心悸易惊，心烦失眠，口燥咽干，五心烦热，自汗盗汗，舌红少苔，脉细数。

治法：滋阴清热，养血安神。

对症中成药：稳心颗粒、参松养心胶囊、天王补心丹等。

1.出现心慌心悸的人，平时不要过度劳累，要保证自己有充足的休息时间，尽量避免熬夜。

2.少进食高脂肪食物，不要吃辛辣刺激食物，不要吃咸菜或者腌制品，同时要戒烟戒酒，不要喝浓茶、咖啡等，以免加重心悸的症状。

便秘

便秘是指由于大肠传导功能失常，排便周期延长；或周期不长，但粪质干结难解；或粪质不硬，虽有便意，但排出不畅的一种病证。临床常伴腹痛、腹胀、嗳气、食欲减退等症状。治疗便秘时要根据病因辨证治疗。

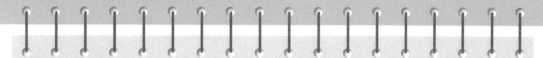

气虚型

主要症状：虽有便意，临厕努挣乏力，难于排出，挣则汗出气短；便后疲乏尤甚，面色白，神疲气怯，舌淡嫩、苔白，脉弱。

治法：健脾益气，润肠通便。

对症中成药：便秘通、补中益气丸等。

血虚型

主要症状：大便干结，面色无华，头晕目眩，心悸；或颧红耳鸣，舌淡，脉细；或舌红少苔，脉细数。

治法：润燥，活血，疏风。

对症中成药：苁蓉通便口服液等。

肾虚阳衰型

主要症状：大便干或不干、排出困难，形体消瘦，小便清长，头晕耳鸣，心烦少寐，腰膝酸软或酸冷。

治法：温肾逐寒，通阳开秘。

对症中成药：金匮肾气丸、半硫丸等。

阴虚血亏型

主要症状：腹部胀满疼痛的感觉不明显，只是在解大便时，常有费力、解不尽的感觉。

治法：泻热导滞，润肠通便。

对症中成药：知柏地黄丸、通便灵等。

阴虚血燥型

主要症状：大便干结如羊屎状，艰涩难行，潮热盗汗，五心烦热，舌红少苔，脉细数；或伴有心悸，颧红，失眠，眩晕，腰膝酸软。

治法：疏风泻火，润燥通便。

对症中成药：麻仁丸、五子润肠丸等。

 预防调养 便秘患者多吃富含膳食纤维的食物，有助于改善便秘，比如谷物、粗粮、水果、蔬菜等。

消化不良

消化不良是一种临床症候群，是由胃动力障碍所引起的疾病，主要分为功能性消化不良和器质性消化不良。本节主要介绍功能性消化不良。功能性消化不良属中医的"脘痞""胃痛""嘈杂"等范畴。

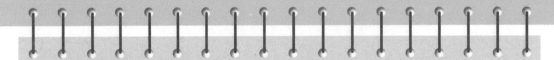

脾胃湿热型

主要症状：纳呆食少，口干不饮（口干不想喝水），胃脘部痞满，心烦口苦，身体困倦，小便赤黄，大便不爽等。

治法：清热燥湿，理气健胃。

对症中成药：二陈汤、健脾和胃丸等。

脾胃虚寒型

主要症状：喜温喜按，腹部隐痛，胃脘痞满，神疲乏力，食少便溏，肠鸣，畏寒肢冷，劳累后症状加重。

治法：温中健脾，温脾散寒。

对症中成药：温胃舒胶囊、香砂养胃丸、附子理中丸等。

脾胃气虚型

主要症状：消化不良，嗳气食少，脘腹胀满，大便溏泄。

治法：益气健脾，和胃。

对症中成药：补中益气丸、香砂六君丸等。

肝胃不和型

主要症状：胃脘胀痛，窜及两胁，得嗳气或矢气则舒，情绪郁怒则加重，胸闷食少，排便不畅。

治法：理气消胀，和胃止痛。

对症中成药：越鞠丸、气滞胃痛颗粒、胃苏颗粒等。

暑湿郁热型

主要症状：中上腹烧灼痛、嘈杂泛酸水，有烧心感觉，口干或苦，舌红苔黄，脉弦或数。

治法：解表化湿、理气和中。

对症中成药：藿香正气胶囊等。

预防调养

1. 适量吃一些有助于消化的食物，如酸奶等，以增强胃肠消化功能。
2. 可吃一些山楂健胃、助消化，但不宜过量食用，也不宜空腹食用。

腹泻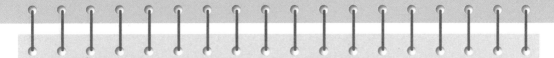

腹泻可分为急性腹泻和慢性腹泻，若腹泻次数过多，体内大量的电解质及水分会随粪便流失，很快就会出现全身乏力等症状，也会严重影响正常的工作及生活。因此，应足够重视腹泻。

风寒腹泻型

主要症状： 大便稀，带有泡沫，或伴鼻塞，流清涕。

治法： 温中散寒。

对症中成药： 藿香正气水、纯阳正气丸等。

湿热腹泻型

主要症状： 大便水样，或带有黏液，肛周发红，或伴发热。

治法： 解肌透表，清热解毒，利湿止泻。

对症中成药： 葛根芩连丸、苍苓止泻口服液等。

伤食腹泻型

主要症状： 大便次数多、气味酸臭，腹胀，或伴恶心呕吐。

治法： 消食，导滞，和胃。

对症中成药： 保济口服液、保和丸等。

脾虚腹泻型

主要症状： 腹泻时间长或反复发作，大便夹有不消化食物残渣，面色发黄，食欲不振。

治法： 健脾，祛湿，益气。

对症中成药： 参苓白术散（丸、颗粒）、固本益肠片等。

1.腹泻期除了不要吃冷饮外，还要注意食物的凉热属性，比如西瓜、雪梨、冬瓜等就属于凉性食物，腹泻患者应尽量少吃。

2.腹泻会导致身体缺水，这时候要多补充水分，温开水是较好的选择。

3.腹泻患者应避免吃油腻、煎炸、烧烤等食品，否则容易加重病情。可以吃面条、小米粥等清淡、易消化食物，过硬或者难以消化的食物也尽量少吃。

耳鸣

有些人常感到耳朵里有一些特殊的声音，如嗡嗡声等，但周围却找不到相应的声源，这种情况通常就是耳鸣。耳鸣会使人心烦意乱、坐卧不安，严重者可影响正常的生活和工作，所以要积极治疗。

肝火上扰型

主要症状： 耳如雷鸣，耳胀耳痛，头痛眩晕，目红面赤，生气加重。

治法： 清肝泄热，解郁通窍。

对症中成药： 夏桑菊颗粒、龙胆泻肝丸等。

肾精亏损型

主要症状： 耳如蝉鸣，夜间较甚；听力下降，头晕眼花，腰膝酸软。

治法： 滋阴补肾，潜阳肃窍。

对症中成药： 六味地黄丸、枸杞地黄丸、金匮肾气丸等。

痰火邪结型

主要症状： 耳如蝉鸣，听力下降，头昏沉重，胸闷脘痞，咳嗽痰多。

治法： 清火化痰，降浊开窍。

对症中成药： 清气化痰丸、黄连上清丸、复方蛇胆川贝末等。

脾胃虚弱型

主要症状： 耳鸣，劳累后加重，耳内空虚或发凉，倦怠乏力，纳呆便溏。

治法： 健脾益气，升阳通窍。

对症中成药： 益气聪明丸、补中益气丸等。

气滞血瘀型

主要症状： 耳鸣日渐加重，或觉眩晕不适，胸闷不舒，烦躁易怒。

治法： 活血，散瘀，通窍。

对症中成药： 血府逐瘀口服液等。

预防调养

1.避免在强噪声环境下长时间停留或过多地接触噪声。

2.注意饮食调理，减少摄入肥甘饮食，以防积滞成痰，导致痰火郁结而致耳鸣；适量多吃含铁丰富的食物，为耳部供给养分，以助开窍，如大枣、鸭血、猪血等。

牙痛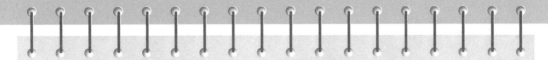

　　牙痛大多是由牙龈炎、牙周炎、龋齿或折裂牙而导致牙髓感染所引起的。中医辨证，一般分为实火、虚火两种。中医经络学说，齿与肾、龈与胃的关系最为密切。牙痛还有寒、热、虚、实、风、火、虫之分。

胃火型

主要症状： 牙齿痛甚，牙龈红肿，或出脓渗血，肿连腮颊，牙齿明显叩痛，兼见发热头痛，口渴引饮，口臭，大便秘结，舌红、苔黄厚，脉象洪数。

治法： 清胃泻热，凉血止痛。

对症中成药： 黄连清胃丸等。

风火型

主要症状： 牙齿疼痛，牙龈红肿疼痛，呈阵发性，遇风发作，遇冷痛减，受热痛增，兼有发热、恶寒、口渴、舌红。

治法： 疏风清热，解毒消肿。

对症中成药： 黄连上清丸、维C银翘片、肿痛安胶囊等。

风热型

主要症状： 牙齿疼痛，呈阵发性，遇风发作，患处得冷则痛减，受热则痛增，牙龈红肿，全身或有发热，恶寒，口渴，舌红、苔白，脉浮数。

治法： 疏风泄热。

对症中成药： 齿痛冰硼散、齿痛消炎灵颗粒等。

虚火型

主要症状： 牙齿隐隐疼痛，牙龈微红肿，久则牙龈萎缩，牙齿松动。咀嚼无力，午后痛甚，兼见心烦失眠、眩晕，口干不欲饮，舌质红嫩、少苔，脉细数。

治法： 滋阴益肾、降火止痛。

对症中成药： 补肾固齿丸、知柏地黄丸等。

 预防调养

1. 注意口腔卫生，早晚刷牙，饭后漱口，防止龋齿引起牙痛发生。
2. 龋齿患者应该控制吃甜食。

湿疹

湿疹是一种常见的有渗出倾向、瘙痒剧烈的"火"症性皮肤病，发病机理为迟发性变态反应。多由于某些外界刺激与机体内的敏感因素互为影响所致，如动物性因素、植物性因素、各种强化刺激均可诱发本病。

湿热型

主要症状：皮肤可见红斑、肿胀、丘疹、水疱、渗液较多，浸淫成片，瘙痒较剧烈。可伴有发热，小便短赤，舌质红、苔黄腻，脉滑数或弦滑数。

治法：清热利湿，佐以祛风。

对症中成药：龙胆泻肝丸、清热祛湿颗粒、黄柏胶囊、苦参胶囊等。

风热型

主要症状：皮肤见红斑、丘疹、鳞屑、结痂，有少量渗液，舌质红、苔薄白或薄黄，脉浮数。

治法：疏风清热，佐以利湿。

对症中成药：防风通圣丸、消风止痒颗粒等。

脾虚型

主要症状：皮损不红，糜烂渗出不严重，皮肤粗糙、肥厚、干燥，四肢不温，舌淡，面色萎黄，疲倦乏力等。

治法：健脾祛湿，行气和胃。

对症中成药：五苓胶囊、香砂胃苓丸、参苓白术散等。

血虚风燥型

主要症状：患部皮肤增厚，表面粗糙，或呈苔藓样病变，色素沉着，脱屑，或见头晕乏力，腰酸肢软，舌质淡红、苔薄白，脉缓或濡细。

治法：养血祛风。

对症中成药：润燥止痒胶囊、养血退热丸等。

预防调养

1.不宜搔抓。搔抓对皮肤是恶性刺激，湿疹容易加重，甚至出现糜烂、渗水、继发感染。

2.注意饮食。最好戒烟酒，不要吃容易诱发湿疹的食物，如鱼、虾、蟹、韭菜等。

3.不宜用热水洗澡。湿疹急性期不要洗澡，病情缓解后也不能用热水烫洗。

痤疮

痤疮是毛囊、皮脂腺的一种慢性炎症性皮肤病，也是皮肤科常见的病种之一。通常好发于面颈部、胸背部、肩膀和上臂，临床以白头粉刺、黑头粉刺、炎性丘疹、脓疱、结节、囊肿等为主要表现。

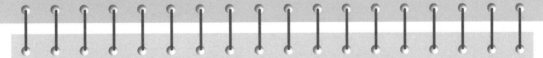

肺胃热盛型

主要症状：患者常处于青春期，皮疹好发于颜面部，胸背部可有少量皮疹，皮损以红色丘疹为主，个别上有脓头，痒痛相兼，舌红、苔薄白或薄黄，脉滑，大便干结。

治法：疏风，宣肺，清热。

对症中成药：牛黄清胃丸、金花消痤丸等。

湿邪蕴结型

主要症状：面部出油较多，皮疹好发于颜面部，皮损以红色丘疹、粉刺为主，舌淡或边有齿痕、苔薄白，脉滑。

治法：清热，化湿，通腑。

对症中成药：茵陈蒿丸、清热祛湿颗粒等。

冲任失调型

主要症状：皮损集中在颜面部，以暗红色的丘疹、结节为主，时有疼痛，舌淡苔薄白，脉滑或细。女性伴有月经不调，常夹杂血块。

治法：调理冲任。

对症中成药：丹参酮胶囊、积雪苷霜软膏（外用）等。

热毒壅盛型

主要症状：此型患者发病比较急，临床症状较重，面部油腻，皮损以结节、囊肿、脓肿、黑头粉刺为主。

治法：清热解毒。

对症中成药：复方珍珠暗疮片等。

预防调养

1.多吃蔬菜和水果，少吃高脂肪、油腻、辛辣等刺激性食物，少喝碳酸饮料。

2.洗脸宜用不含酒精成分的洁面乳，不会对痤疮再造成刺激；不能过度清洁皮肤，因为清洁过度会刺激油脂分泌，形成恶性循环。

第18课 中医药调理慢性病

高血压

成年人正常血压范围是收缩压（高压）小于等于120毫米汞柱，舒张压（低压）小于等于80毫米汞柱。当收缩压大于等于140毫米汞柱或舒张压大于等于90毫米汞柱时，要及时就诊。

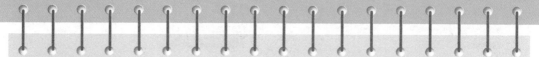

肝阳上亢型

主要症状：头晕目眩，头重脚轻，腰膝酸软，舌红少津，脉弦或弦细数。

治法：平肝潜阳，滋阴降火。

对症中成药：安宫降压丸、罗布麻降压胶囊（片）、清肝降压胶囊、清脑降压片等。

痰浊内阻型

主要症状：眩晕头痛，胸脘满闷，纳呆恶心，肢体困重，体倦嗜睡，经常流口水。

治法：息风化痰，祛风除湿。

对症中成药：眩晕宁片、牛黄降压片等。

肝肾阴虚型

主要症状：头晕目眩，耳鸣，失眠健忘，心悸乏力，口干舌燥，眼睛干涩，手足心热，腰酸腿软，舌质红、舌苔少。

治法：滋补肝肾，滋阴降火。

对症中成药：养阴降压胶囊、六味地黄丸等。

阴阳两虚型

主要症状：头昏眼花，面白少华，心悸气短，腰膝无力，夜尿频多，面部或下肢浮肿，舌质淡嫩等。

治法：阴阳双补，补肾强身。

对症中成药：龟鹿补肾片、金匮肾气丸、参茸补肾片等。

预防调养

1. 饮食上不要吃过多的盐，每人每日食盐摄入量逐步降至<6克。

2. 要养成定时喝水的习惯，因为多喝水可以促进代谢，起到疏通血管、促进血液流通的作用。

糖尿病

糖尿病，中医上称为消渴症，是指以多饮、多尿、多食及消瘦为主要特征的综合症状。基本病机为阴津亏耗，燥热偏盛。消渴日久，病情失控，则阴损及阳，热灼津亏血瘀，而致气阴两伤，阴阳俱虚，络脉瘀阻，经脉失养，气血逆乱，脏腑器官受损，所以发现后需要积极进行治疗，预防病情恶化。

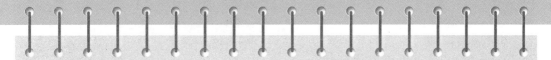

肝胃郁热型

主要症状：脘腹痞满，胸胁胀闷，面色赤红，形体偏胖，腹部胀大，心烦易怒，口干口苦，大便干，小便色黄，舌质红、苔黄，脉弦数。

治法：开郁清热。

对症中成药：大柴胡颗粒等。

阴虚火旺型

主要症状：五心烦热，急躁易怒，口干口渴，渴喜冷饮，易饥多食，时时汗出，少寐多梦，溲赤便秘，舌红赤、少苔，脉虚弦数。

治法：滋阴降火。

对症中成药：知柏地黄丸、降糖舒片、玉泉丸等。

气阴两虚型

主要症状：倦怠乏力，气短懒言，易汗出，胸闷憋气，脘腹胀满，腰膝酸软，虚浮便溏，口干口苦，舌淡胖、苔薄白，脉虚细无力。

治法：益气养阴。

对症中成药：消渴丸、参芪降糖颗粒等。

阴阳两虚型

主要症状：小便频数，五心烦热，口干咽燥，畏寒肢凉，面色苍白，神疲乏力，腰膝酸软，舌淡胖、苔白而干，脉沉细无力。

治法：阴阳双补。

对症中成药：金匮肾气丸、桂附地黄丸等。

预防调养

1.要控制多糖多脂食物的摄入，尽量少吃宵夜，清淡饮食。

2.坚持锻炼，增强体质；避免过度劳累和紧张，经常保持心情舒畅。

冠心病

冠心病是冠状动脉粥样硬化性心脏病的简称，属中医胸痹的范畴。一般来说，冠心病多发于40岁以上人群，通常男性多于女性。导致冠心病的因素很多，除了年龄、遗传等不可控因素外，还包括吸烟等可控因素，对这些因素多加关注，有助于防治冠心病。

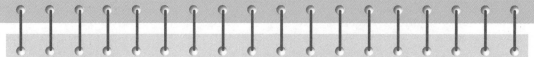

心脉痹阻型

主要症状： 多见胸部刺痛或隐痛、绞痛，固定不移，时作时止，劳累时加重，舌质紫暗。

治法： 活血通络。

对症中成药： 血府逐瘀口服液、活血通脉胶囊等。

气滞痰壅型

主要症状： 多见胸闷如窒而痛，或痛引肩背，气短喘促；肢体沉重，形体肥胖，痰多，舌苔浊腻。

治法： 理气化痰。

对症中成药： 冠心丹参滴丸、麝香保心丸、复方丹参滴丸等。

心肾两虚型

主要症状： 多见胸闷隐痛，遇劳则甚，心悸气短，腰酸膝软。

治法： 交通心肾，通阳散结。

对症中成药： 补心气口服液、心宝丸、舒心口服液等。

气虚血瘀型

主要症状： 多见胸部刺痛或隐痛，时作时止，劳累时加重，心悸气短，倦怠懒言，舌质紫暗。

治法： 益气活血。

对症中成药： 通心络胶囊、芪参益气滴丸、通窍益心丸等。

阳虚寒凝型

主要症状： 多见胸痛彻背，感寒痛甚，胸闷气短，心悸，重则喘息，不能平卧，面色苍白，四肢厥冷，畏寒，唇甲淡白或青紫，舌淡白或紫暗、舌苔白。

治法： 通阳散结，行气，祛痰，化瘀。

对症中成药： 冠心苏合香丸、活心丸、心通口服液、心力丸、参附强心丸等。

预防调养　不能吃过于油腻的食物，肥肉和油炸食品是禁忌，否则不仅不利于恢复，还容易加重病情。

慢性支气管炎 /

慢性支气管炎是由支气管慢性炎症，造成反复咳嗽、咳痰或喘息等一系列症状的疾病。排除其他疾病后，患者反复咳嗽、咳痰每年发病持续3个月，连续2年或以上的，一般可诊断为慢性支气管炎。

风寒袭肺型

主要症状： 喘促胸闷，咳痰稀白，舌苔薄白而滑，脉浮紧。

治法： 宣肺散寒。

对症中成药： 桂龙咳喘宁胶囊等。

痰热郁肺型

主要症状： 喘促鼻煽，咳痰黄稠难出，身热，喜冷饮，尿赤，大便干结，舌苔黄腻，脉滑数。

治法： 清泄痰热。

对症中成药： 咳喘宁口服液、蛇胆川贝液等。

痰浊郁阻型

主要症状： 喘咳痰多，色白，胸中窒闷，恶心，纳呆，舌苔白厚腻，脉滑。

治法： 化痰降气。

对症中成药： 珠贝定喘丸等。

表寒里热型

主要症状： 咳逆上气，咳而不爽，痰吐稠黏，伴有形寒，身热，身痛，有汗或无汗，口渴；苔薄白或黄，脉浮滑。

治法： 宣肺泄热。

对症中成药： 止咳定喘丸等。

肺虚型

主要症状： 喘促少气，咳声低弱，自汗畏风，舌质淡，脉软弱。

治法： 补肺，益气，养阴。

对症中成药： 蛤蚧定喘胶囊、息喘丸等。

预防调养

1.气温骤降、免疫功能下降等很容易引起慢性支气管炎复发，所以平时要注意预后防护。

2.吸烟容易诱发慢性支气管炎发作，所以应尽量戒烟，同时要避免吸二手烟。

中风

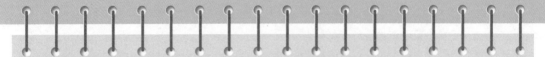

中风在临床上分为中脏腑和中经络两大类。中经络，一般无神志变化，病症轻；中脏腑常出现神志不清，病情重。其中，中脏腑有闭证和脱证的区别。闭证，以邪实内闭为主，属实证；脱症，以阳气欲脱为主，属虚证。

中脏腑

阳闭证

主要症状： 突然昏仆，不省人事，牙关紧咬，两手紧握，肢体强痉，面红目赤，身热，气粗，烦躁不安。

治法： 辛凉开窍，清肝息风。

对症中成药： 安宫牛黄丸、醒脑静、清开灵注射液等。

阴闭证

主要症状： 突然昏仆，不省人事，牙关紧闭，口噤不开，两手紧握，大小便闭，肢体强痉，面色苍白，静卧不烦，四肢不温，痰涎壅盛。

治法： 辛温开窍，豁痰息风。

对症中成药： 苏合香丸等。

脱证

主要症状： 突然昏仆，不省人事，目合口张，面色苍白，气息低微，汗出肢冷，舌痿，脉细弱或脉微欲绝。

治法： 益气回阳，扶正固脱。

对症中成药： 参附灵注射液等。

中经络

风痰阻络型

主要症状： 突然口眼歪斜，语言不利，口角流涎，肌肤麻木，严重者出现半身不遂，或兼见恶寒、发热等。

治法： 祛风养血，化痰通络。

对症中成药： 丹参川芎嗪注射液、益脑复健胶囊、脑血康口服液、大活络丸等。

阴虚阳亢型

主要症状： 平素头晕头痛，耳鸣目眩，失眠多梦，腰膝酸软，突然口眼歪斜，语言不利，或手足重滞，甚则半身不遂，舌红苔腻，脉弦细数或弦滑。

治法： 育阴潜阳，镇肝息风。

对症中成药： 天麻钓藤颗粒、六味地黄丸等。

预防调养 中风患者一定要戒除烟酒，因为烟草中的尼古丁和酒里的酒精会影响血压，不利于身体恢复。

痛风

痛风指正常嘌呤饮食状态下（非同日2次空腹血尿酸水平），男性血尿酸大于420微摩尔/升，女性血尿酸大于360微摩尔/升。当血尿酸水平过多而尿酸结晶沉积在体内关节体液及周围组织时，称为痛风。

寒湿痹阻型

主要症状： 关节疼痛，肿胀不甚，局部不热，痛有定处，屈伸不利，或见皮下结节或痛风石，肌肤麻木，舌苔薄白或白腻，脉弦或濡缓。

治法： 温经散寒，除湿通络。

对症中成药： 寒湿痹颗粒、益肾蠲痹丸等。

痰瘀痹阻型

主要症状： 关节疼痛反复发作，日久不愈，时轻时重，或呈刺痛，固定不移，关节肿大，甚至强直畸形，屈伸不利，皮下结节，或皮色紫暗，脉弦或沉涩。

治法： 活血化瘀，化痰散结。

对症中成药： 瘀血痹颗粒等。

湿热蕴结型

主要症状： 局部关节红肿热痛，发病急骤，病及一个或多个关节，多兼有发热、恶风、口渴、烦闷不安或头痛汗出，小便短黄，舌红苔黄，脉弦滑数。

治法： 清热利湿，通络止痛。

对症中成药： 新癀片、四妙丸等。

脾虚湿阻型

主要症状： 无症状期，或仅有轻微的关节疼痛症状，或高尿酸血症，或见身困倦怠，头昏头晕，腰膝酸痛，纳食减少，脘腹胀闷，舌质淡胖或舌尖红、苔白或黄厚腻，脉细或弦滑等。

治法： 健脾利湿，益气通络。

对症中成药： 补中益气丸、参苓白术丸等。

预防调养

1.痛风患者平时应限制高嘌呤食物的摄入，如海鲜、啤酒、动物内脏、肉馅肉汤、豆制品等，以免诱发痛风发作。

2.增加碱性食品摄取，有助于促进尿酸的排出，又能供给丰富的维生素和无机盐，有利于痛风的好转。

慢性胃炎

慢性胃炎是一种常见的多发病，是多种病因引起的胃黏膜慢性炎症。其病机多由脾胃素虚，内外之邪乘而袭之，使脾之清阳不升，胃之浊阴不降而致。

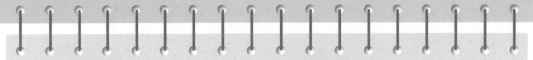

脾胃虚弱型

主要症状：胃脘痞满胀痛，食欲缺乏，食后腹胀，倦怠乏力，舌淡苔白，脉细弱。

治法：温中健脾。

对症中成药：人参健脾丸、香砂养胃丸等。

脾胃虚寒型

主要症状：胃脘隐痛，喜暖喜按，空腹痛甚，得食痛减，肢冷便溏，舌淡胖或边有齿痕，脉细或迟。

治法：暖胃健脾。

对症中成药：附子理中丸、良附丸、温胃舒胶囊等。

胃阴不足型

主要症状：胃痛隐隐，知饥不食，口燥咽干，大便干结，舌红少苔或光净无苔，脉细数。

治法：养阴益胃。

对症中成药：胃乐宁片、胃安胶囊等。

肝气犯胃型

主要症状：胸脘胀闷，攻撑作痛，胃痛连胁，嗳气频繁，大便不畅，且诸证与情绪因素相关，或有咽部异物感等。

治法：疏肝理气，和胃解郁。

对症中成药：逍遥丸、舒肝健胃丸、胃苏颗粒等。

肝郁胃热型

主要症状：胃脘灼痛，痛势较急，烦躁易怒，泛酸嘈杂，口苦口干，便秘，舌红苔黄，脉弦数。

治法：清泄郁热，和胃抑酸，止痛。

对症中成药：胃康灵胶囊、胃炎康胶囊、加味左金丸等。

预防调养

1.慎吃辛辣刺激性食物，因为此类食物对胃黏膜的刺激性较大，会引发胃部不适。

2.平时多吃软烂易于消化的食物，如粥、汤等，有助于养胃。

慢性鼻窦炎

慢性鼻窦炎是以鼻塞、流脓鼻涕、头痛、嗅觉减退、慢性咽炎为主要表现的疾病。本病病程较长，可达数年至数十年，反复发作，经久难愈。同是此病，因为发病原因不同、每个人身体体质不同，致病的方式也就不同。

肺经风热型

主要症状： 间歇性或持续性鼻塞，鼻涕量多而白黏或黄稠，嗅觉减退；可伴头痛，兼有发热恶风，汗出，或咳嗽，舌质红、舌苔薄白，脉浮数。

治法： 疏风清热，宣肺通窍。

对症中成药： 苍耳子鼻炎胶囊、辛夷鼻炎丸、香菊胶囊、鼻炎康片等。

脾胃湿热型

主要症状： 鼻塞重而持续，鼻涕黄浊而量多，嗅觉减退；头昏闷；或头重胀，倦怠乏力，胸脘痞闷，纳呆食少，舌质红、苔黄腻，脉滑数。

治法： 清热利湿，化浊通窍。

对症中成药： 藿胆丸等。

胆腑郁热型

主要症状： 鼻涕脓浊，量多，色黄或黄绿，或有腥臭味，鼻塞，嗅觉减退；兼有头痛剧烈，烦躁易怒，口苦，咽干，舌质红、舌苔黄或腻，脉弦数。

治法： 清泄胆热，利湿通窍。

对症中成药： 鼻渊舒口服液、鼻窦炎口服液等。

脾肺气虚型

主要症状： 鼻塞，头昏，记忆力减退，鼻涕脓浊，时多时少；面色萎黄或白，少气乏力，大便溏薄；鼻腔黏膜不充血，但肿胀，并有黏性或脓性分泌物；舌淡、苔白，脉细弱。

治法： 健脾补肺，祛寒开窍。

对症中成药： 补中益气丸等。

 预防调养

1. 注意工作和生活环境的清洁，尽量避免接触粉尘和化学气体，特别是有害气体。

2. 减少冷空气对鼻腔的刺激，适当时戴上口罩。沐浴后，尽量晾干头发再入睡，以避免感冒。

第19课 "难言之隐"不再愁

痛经

女性在行经前后或期间，小腹及腰部疼痛、坠胀，甚至剧痛难忍，伴有腰酸、面色苍白、冷汗淋漓、手足厥冷、呕吐等，并随着月经周期发作，称为痛经。

寒凝胞中型

主要症状：经行小腹冷痛或绞痛，得热则痛减；月经推后，经量少，经色暗，有小血块；面青唇白，形寒肢冷，便溏，舌质青紫、苔白，脉沉紧。

治法：温经散寒，化瘀止痛。

对症中成药：痛经丸、痛经宝颗粒、少腹逐瘀丸、艾附暖宫丸等。

湿热下注型

主要症状：经前或经期小腹疼痛，拒按，伴腰骶胀痛；平时小腹胀痛不适，经期加剧，或有低热起伏或小腹游灼热感，白带较多、色黄质稠、有臭气；舌质红、苔黄或腻，脉弦数。

治法：清热除湿，化瘀止痛。

对症中成药：花红片、金鸡胶囊、三金片等。

气滞血瘀型

主要症状：经来小腹胀痛；或阵发性绞痛难忍，坐卧不安，恶心呕吐，肢冷汗出，甚或昏厥；或经前胸胁、乳房胀痛，烦躁易怒。

治法：理气活血，化瘀止痛。

对症中成药：调经姊妹丸、活血调经丸、调经活血片等。

气血虚弱型

主要症状：行经时或经后小腹绵绵作痛；或小腹空坠、喜按；或月经推后，经量少、经色淡、质稀；面色㿠白无华，神疲乏力，舌质淡、苔薄白，脉弦细弱。

治法：补气养血，调经止痛。

对症中成药：定坤丹、宁坤养血丸、妇宝金丸、八珍益母丸等。

预防调养

1.坚持每晚睡前用热水泡脚，有助于促进血液循环，对痛经能起到缓解作用。

2.两手搓热，置于小腹部顺时针方向轻揉可缓解疼痛，也可以用热水袋暖腹。

白带异常

白带异常一般是指白带量、色、质、味方面的异常，如出现白带增多、水样白带、泡沫性白带、豆腐渣样白带、黄绿色脓性白带、白带中有血丝等。中医认为，白带异常根据表现出的症状不同，治疗方法也不同，以下是白带异常的分型治疗方法。

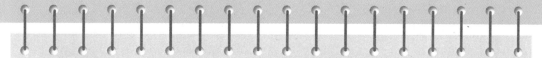

脾虚型

主要症状：带下色白或淡黄、质黏稠、无臭气，面色苍白或萎黄，神疲乏力，食欲不振，四肢不温，舌质淡、苔白或腻，脉细弱。

治法：健脾益气，升阳除湿。

对症中成药：白带净丸、参苓白术散、补中益气丸等。

肾阳虚型

主要症状：白带清冷如水、量多、质稀薄、终日淋漓不断，腰脊酸楚，形寒畏冷，小便频数而长，夜尿多，大便溏薄，舌质淡、苔薄白，脉沉弱。

治法：补肾培元，固涩止带。

对症中成药：补肾丸、乌鸡白凤丸等。

肾阴虚型

主要症状：带下量多、色红或赤白相兼、质稠，兼见五心烦热，口干咽燥，腰膝酸软，头昏眼花，舌红、少苔。

治法：益肾滋阴，清热止带。

对症中成药：二至丸、固经丸、六味地黄丸等。

湿热下注型

主要症状：带下量多、色黄或呈脓性、质黏稠、有臭气，可伴有尿频、尿急、小便短赤，舌红、苔黄，脉弦数。

治法：清热，利湿，止带。

对症中成药：治带片、三金片、妇科止带片、抗宫炎片等。

预防调养 平素不宜多食生冷、寒凉食品，如蛤蜊、蛏子、河蚌、田螺等，应多食具有补脾、益肾固下作用的食物，如山药、扁豆、蚕豆、木耳、豇豆等。

慢性盆腔炎

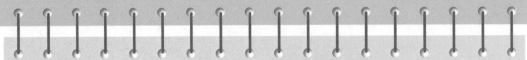

慢性盆腔炎是指女性内生殖器及其周围结缔组织、盆腔腹膜的慢性炎症。患此病的原因有急性盆腔炎未彻底治疗，病程迁延及反复发作造成，也可由其他原因引起。主要表现为下腹疼痛、坠胀感及腰骶部疼痛等。

湿热型

主要症状： 低热，小腹疼痛，有灼热感，口干不欲饮，带下量多、色黄、质稠，或赤黄相兼。

治法： 清热解毒，健脾除湿，通络活血。

对症中成药： 金鸡胶囊、穿心莲丸、夏枯草颗粒等。

湿热瘀滞型

主要症状： 小腹胀痛，口苦口干，带下黄而稠，小便浑浊，大便干结，舌暗红、苔黄或白，脉弦或弦数。

治法： 益肾和血，理气止痛。

对症中成药： 妇宝冲剂、小金丸等。

热毒型

主要症状： 高热，寒颤，头痛，小腹疼痛，带下量多如脓、臭秽，尿黄便秘，舌质红、苔黄，脉滑数。

治法： 清热解毒，利湿凉血。

对症中成药： 清热化毒丸、莲芝消炎片等。

瘀血阻滞型

主要症状： 下腹持续疼痛拒按，或经行不畅，或量多有块，舌紫黯或有瘀斑瘀点、苔薄，脉沉弦或涩。

治法： 活血，调经，止痛。

对症中成药： 妇女痛经丸、柴胡丸、化瘀丸等。

冲任虚寒型

主要症状： 小腹冷痛，喜暖喜按，带下量多、色白、质稀，畏寒肢冷，舌质淡、苔薄白，脉沉细。

治法： 养血温经，散寒止痛。

对症中成药： 温经丸、桂附丸、活血调经丸等。

预防调养

1. 勤换内裤，不穿紧身、化纤质地的内裤。

2. 多吃蔬果，多喝水，以补充身体的水分，戒烟戒酒，禁食辛辣刺激食物。

3. 少熬夜，多锻炼身体，提高自身抵抗力。

更年期综合征

女性进入更年期后，肾气渐渐衰退，月经量渐渐减少进而绝经，生殖功能逐渐降低。如果更年期女性身体原本就虚，或受到生活环境因素的不利影响，就更容易出现以月经紊乱、潮热盗汗、心悸、头晕等为主的更年期症状。

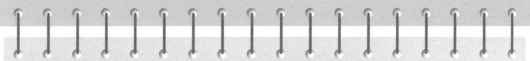

肝郁气滞型

主要症状： 易烦躁、激动、发怒，伴有头晕耳鸣，腰痛，足心热，汗多，经常汗流浃背，舌红或暗。

治法： 疏肝解郁，益气养血，健脾安神。

对症中成药： 加味逍遥丸、逍遥丸、更年宁、经前安片、柴胡舒肝丸等。

气血亏虚型

主要症状： 倦怠乏力，头晕头痛，记忆力减退，面色萎黄，食欲低下，白带量多，舌淡、苔薄滑。

治法： 益气补血，健脾养心。

对症中成药： 乌鸡白凤丸、人参归脾丸、人参养荣丸、养血安神丸、柏子养心丸、参茸卫生丸等。

肝肾阴虚型

主要症状： 五心烦热，头晕，耳鸣，失眠多梦，腰膝酸软；或伴有口干舌燥，月经周期紊乱，经量或多或少或淋漓不断，舌质红、少苔。

治法： 滋补肝肾，养血安神。

对症中成药： 六味地黄丸、知柏地黄丸、坤宝丸、更年安片等。

肾阴阳两虚型

主要症状： 五心烦热，盗汗或自汗，四肢发凉，失眠，多梦，舌红无苔、脉细数或舌淡苔白、脉沉迟。

治法： 滋阴，温阳。

对症中成药： 更年灵胶囊、更年乐片等。

预防调养

1. 更年期女性应注意补充钙质，适量吃含钙量高的食物，如鱼肉、牛奶等。
2. 保持生活规律，心情开朗，有自己的兴趣爱好。

前列腺炎 /

前列腺炎一般分为急性前列腺炎和慢性前列腺炎两种。急性前列腺炎以尿急、尿频、尿痛为主要特征。慢性前列腺炎是由急性前列腺炎发展而来，以小便频数、短涩、滴沥、刺痛为主要特征。约有近半数的男性，一生中某个时期会受该病影响。

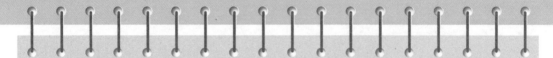

急性前列腺炎

湿热下注型

主要症状：尿频、尿急、尿痛，尿道有灼热感，小腹或会阴部疼痛，发热恶寒，大便秘结，小便短赤或尿血，口干口苦，舌质红、苔黄腻，脉滑数。

治法：清热利湿，行气活血。

对症中成药：四妙丸、龙胆泻肝丸等。

热毒蕴盛型

主要症状：会阴部红肿热痛，或出现脓血尿，尿道灼痛，或小便淋漓涩痛，高热不退，口渴喜饮，大便秘结，舌质红、苔黄，脉弦而数。

治法：清热解毒，活血化瘀。

对症中成药：牛黄解毒片、当归龙荟丸等。

慢性前列腺炎

湿热型

主要症状：小便频数，热涩疼痛，遗精频作，尿道口滴白量多，口苦而干，恶心呕吐，下肢困重，大便干结，舌质红、苔黄腻，脉弦滑数。

治法：清热导湿。

对症中成药：八正胶囊等。

肾虚型

主要症状：小便频数，淋漓不畅，尿如膏脂，小腹疼痛，五心烦热，午后低热颧红，大便干结，小便黄少，失眠多梦，舌质红、少苔，脉细数。

治法：补肾涩精。

对症中成药：知柏地黄丸、右归丸等。

预防调养
1. 忌食辛辣、油腻等食物，如辣椒、油炸食品等。
2. 注意生活起居，保持充足的休息和睡眠，适度参加体育锻炼。

阳痿

阳痿是指男性阴茎不能勃起进行性交，或阴茎虽能勃起，但不能维持足够的硬度完成性交，或性交过程中出现过早射精的现象。青壮年男性大多因心理原因导致，中医治疗阳痿时需要根据不同的证型选择不同的治疗方法。

命门火衰型

主要症状：阳痿势重，阴茎痿而不起；眩晕，耳鸣，肢体畏寒，小便清长，夜尿频作；舌质淡红，脉沉细迟。

治法：温补下元。

对症中成药：右归丸、锁阳固精丸等。

恐惧伤肾型

主要症状：惊恐之后阳事不举，或临交媾即虑前恐之鉴，遂发阳痿；胆怯多疑，日有闻声而恐，闻音而悸；舌质淡红，脉结代。

治法：益肾宁神。

对症中成药：六味地黄丸、龙牡固精丸等。

肝郁不舒型

主要症状：阳痿，胸闷不舒，郁郁不乐，喜叹息，胸胁胀满，口苦，咽干或咽中有异物感，苔薄白，脉沉。

治法：疏肝解郁。

对症中成药：逍遥丸等。

湿热下注型

主要症状：阴茎举不坚，阴囊潮湿或痒，尿黄茎痛，急躁易怒，咽干口苦，胁肋、少腹、睾丸痛胀。

治法：清热利湿。

对症中成药：龙胆泻肝丸等。

肾气虚型

主要症状：阴茎不能勃起或勃起而不坚。头晕健忘，耳鸣失聪，腰膝酸软，神疲乏力，短气自汗，舌质淡红，脉虚弱。

治法：补肾精，益肾气。

对症中成药：金匮肾气丸等。

预防调养

1.积极从事各种体育锻炼，增强体质，做到劳逸结合。

2.进行适当的精神治疗，解除精神上的负担，消除担心、害怕、紧张的情绪。

早泄

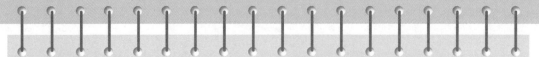

　　早泄是指男性行房事时过早射精而影响正常性生活的一种病证，是男子性功能障碍的常见病证，多与遗精、阳痿相伴出现。早泄多是由精神因素引起的，工作和生活压力过大、焦虑、失眠等，均可成为早泄的诱因。

相火亢盛型

主要症状： 早泄，性欲亢进，腰膝酸软，五心烦热，眩晕头痛，目赤耳鸣，面部烘热，舌质红、苔薄少或黄，脉弦数或细数。

治法： 滋阴降火。

对症中成药： 知柏地黄丸、大补阴丸等。

肾气不固型

主要症状： 早泄，性欲减退，腰膝酸软，面色晦暗，小便频数甚则失禁，舌质淡、苔薄少，脉细弱。

治法： 益肾固精。

对症中成药： 锁阳固精丸、金锁固精丸、五子衍宗丸等。

肝气郁结型

主要症状： 精神抑郁，胁肋及少腹胀痛，胸闷善太息，少寐多梦，舌质淡、苔薄白，脉弦。

治法： 疏肝解郁。

对症中成药： 舒肝丸、逍遥丸等。

心脾亏虚型

主要症状： 早泄，气短乏力，面色无华，心悸怔忡，腹胀便溏，少寐多梦，食少纳呆，头晕健忘，舌质淡、苔薄白，脉细弱。

治法： 补益心脾，固涩精气。

对症中成药： 归脾丸、人参养荣丸等。

肝经湿热型

主要症状： 早泄，阴茎易举，口苦纳呆，胸闷胁痛，阴囊热痒，小便黄赤，舌质红、苔黄腻，脉弦滑而数。

治法： 清泻湿热。

对症中成药： 四妙丸、龙胆泻肝丸、甘露消毒丹等。

预防调养

1. 长期久坐的男性早泄发病率高，所以不宜久坐。
2. 节制性生活，规律性生活，避免过度手淫。

遗精

遗精是指男子不因性交而精液自行泄出的现象。频繁过多的遗精，会给身体带来一定的伤害，如头晕耳鸣、精神萎靡、失眠多梦等，严重的可导致性功能障碍、不育等。其基本病机为肾失封藏、精关不固。

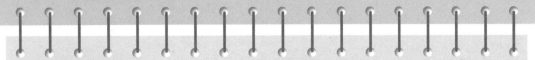

心肾不交型

主要症状：梦交失精，心烦不眠，腰酸腿软，头昏耳鸣，口咽干燥，舌质红、苔少，脉细大数。

治法：交通心肾，滋阴安神。

对症中成药：交泰丸、天王补心丹、麦味地黄丸等。

肝火亢盛型

主要症状：多为梦遗，烦躁易怒，口苦咽干，小便短赤，舌质红，脉弦数。

治法：清肝泻火，安宁精神。

对症中成药：龙胆泻肝丸等。

湿热下注型

主要症状：遗精频作，心烦少寐，口苦或渴，或胸脘闷胀，小便热赤不爽，舌质红、苔黄腻，脉滑数。

治法：清热化湿。

对症中成药：二妙丸、加味香连丸、草薢分清丸等。

阴虚火旺型

主要症状：多为梦遗，夜寐不安，头目昏花，耳鸣，心悸，神疲乏力，腰腿酸软，五心烦热，盗汗，小便短黄而热感，舌质红、苔少，脉细数。

治法：滋阴降火，佐以固涩。

对症中成药：知柏地黄丸、朱砂安神丸等。

脾虚下陷型

主要症状：滑精，气短懒言，肢倦无力，面色萎黄，纳呆口淡，腹泻便溏，舌质淡红、苔白，脉沉细。

治法：补中益气，健脾固精。

对症中成药：补中益气丸、人参归脾丸等。

预防调养

1. 调节情志，放松心情。
2. 合理安排膳食，饮食清淡，减盐少油，少饮酒，多食蔬菜及含蛋白质丰富的食品。

第20课 儿科疾病辨证治疗

小儿肺炎

小儿肺炎是5岁以下儿童较常见的肺系疾病，临床以发热、咳嗽、痰壅、气急鼻煽为主要症状，重者可见张口抬肩、呼吸困难、面色苍白、口唇青紫等症状。一般起病较急，需及时治疗。

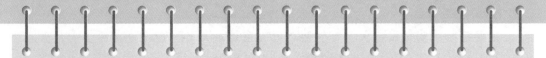

风寒闭肺型

主要症状： 恶寒发热，无汗，咳嗽气急，痰白而稀，不渴，舌苔薄白或白腻、质不红，指纹青，脉浮紧。

治法： 辛温解表，宣肺化痰。

对症中成药： 通宣理肺丸、三拗片、橘红痰咳液等。

痰热闭肺型

主要症状： 持续壮热，烦躁口渴，咳嗽痰鸣，喘促鼻煽，口唇青紫，舌红苔黄，脉弦滑，指纹紫红或青紫。

治法： 清热泻肺，涤痰平喘。

对症中成药： 儿童清肺丸、小儿清热止咳丸、小儿清肺化痰口服液等。

风热闭肺型

主要症状： 发热有汗，口渴，咳嗽痰黏或黄，气促鼻煽，面赤唇红，咽干，舌红苔黄，指纹青紫，脉浮数。

治法： 辛凉解表，宣肺化痰。

对症中成药： 蛇胆川贝液、羚羊清肺颗粒、炎热清胶囊等。

肺脾气虚型

主要症状： 低热不定，咳嗽无力，喉中痰鸣，神疲气短，面色无华，动则汗出，纳呆便溏，舌淡苔白滑，脉细无力。

治法： 益气健脾。

对症中成药： 参苓白术散（丸、胶囊）等。

预防调养

1. 合理安排孩子的饮食，给孩子少食生冷瓜果、冷饮、荤腥食品等。
2. 避免呼吸道刺激，居家环境要保持空气流通，不能在孩子面前吸烟。

小儿积食

小儿积食主要是指小儿乳食过量，损伤脾胃，使乳食停滞于中焦所形成的胃肠疾患。主要表现为腹部胀满、大便干燥或酸臭、矢气臭秽、嗳气酸腐、肚腹胀热。治疗宜选择具有消食导滞作用的中药，可根据患儿的病症特点进行辨证施治。临床上将小儿积食分为积滞伤脾型、脾胃气虚型、气血两虚型、乳食壅积型，以下是对症治疗方法。

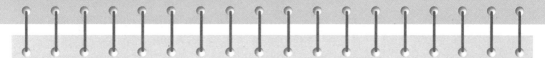

乳食壅积型

主要症状：夜卧不安、烦躁多啼、食欲不振，或呕吐酸馊乳食、腹部胀实，或时有腹痛、大便酸臭或臭秽，或伴低热。

治法：消乳消食，导滞和中。

对症中成药：婴儿健脾散、王氏保赤丸等。

积滞伤脾型

主要症状：患儿形体消瘦，体重不增，毛发稀，面色发黄，精神不振，多食善饥，腹胀便秘，烦躁。

治法：和胃健脾，消积理脾。

对症中成药：四磨汤口服液、肥儿丸等。

脾胃气虚型

主要症状：患儿面色萎黄，精神萎靡不振，头发枯焦，消瘦，消化不良，大便溏稀，四肢不温，爱哭，睡眠不实。

治法：益气，健脾，消积。

对症中成药：小儿健脾丸、小儿健脾化积口服液、健胃消食片等。

气血两虚型

主要症状：患儿面色苍白，口渴唇干，头大颈细，头发枯黄，厌食，大便稀，哭声无力。

治法：补气，养血，健脾。

对症中成药：人参归脾丸等。

预防调养 1.不能给孩子吃得过饱，要控制孩子吃零食的量。

2.吃完后可以带孩子去散步，或引导孩子进行其他适量运动。

小儿遗尿症

小儿遗尿是指小儿不自觉地排尿。睡中自出者，俗称尿床。常见于3岁以上的小儿。多因肾气不足、膀胱寒冷、下元虚寒，或病后体质虚弱、脾肺气虚，或不良习惯所致。西医常将其分为原发性遗尿和继发性遗尿。中医根据不同症状分为不同证型，并有相应的治法。

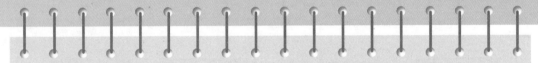

肝经湿热型

主要症状： 睡中遗尿，小便黄而量少，面赤唇红，性情急躁，舌红苔薄黄，脉数有力。

治法： 泻肝，清热，利湿。

对症中成药： 龙胆泻肝丸等。

脾肺气虚型

主要症状： 睡后遗尿，少气懒言，神疲乏力，面色苍黄，食欲不振，大便溏薄，易自汗，舌质淡胖、苔薄白，脉软无力。

治法： 补脾益气，固涩小便。

对症中成药： 补中益气丸、六君子丸、健脾止遗片等。

下元虚寒型

主要症状： 睡中经常遗尿，多则一夜数次，醒后方觉；神疲乏力，面色苍白，肢凉怕冷，腰腿软弱，小便清长，舌质淡、苔薄白，脉沉无力。

治法： 温补肾阳，固涩小便。

对症中成药： 夜尿宁片、缩泉丸、金匮肾气丸等。

预防调养

1. 家长要正确纠正，耐心引导，不能恐吓患儿。
2. 如果是发育不健全引起的，可以在孩子饮食上下功夫，进行食疗法。
3. 培养孩子排尿习惯，鼓励孩子练习憋尿。

小儿厌食症

厌食是小儿时期的一种常见病症，临床以较长时期厌恶进食，食量减少为特征。本病可发生于任何季节，但夏季暑湿当令之时，症状加重。各年龄儿童均可发病，以1~6岁为多见。患儿除食欲不振外，一般无其他明显不适，预后良好。但长期不愈者，可使气血生化乏源，抗病能力下降，而易罹患他症，甚或影响生长发育转化为疳证。

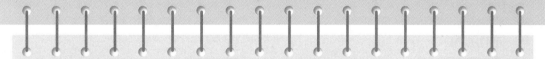

脾胃湿热型

主要症状：不思饮食，厌恶进食甚至拒食，口渴不欲饮，恶心甚至呕吐，口臭，大便酸臭或大便干。

治法：健脾祛湿，清热和胃。

对症中成药：保和丸、枫蓼肠胃康颗粒等。

脾胃气虚型

主要症状：颜面无光泽，不思饮食，食后不消化，乏力，易出汗，腹胀，大便偏稀、可夹有不消化食物。

治法：健脾益气，佐以助运。

对症中成药：醒脾养儿颗粒、小儿香橘丸、儿康宁口服液等。

脾失健运型

主要症状：食欲不佳，精神尚可，面色欠佳，爱流口水，食后腹胀，大便不调。

治法：调和脾胃，运脾开胃。

对症中成药：健儿消食口服液、启脾口服液、健胃消食口服液等。

脾胃阴虚型

主要症状：不思饮食，口干喜饮，形体消瘦，易烦躁，夜间睡眠不安，手足心热，大便干。

治法：健脾益气，生津开胃。

对症中成药：儿宝颗粒、小儿康颗粒等。

预防调养

1.多变着花样给孩子做饭，也可以用食物做一些可爱的造型，吸引孩子用餐。

2.改善饮食环境，吃饭时不要让孩子看电视，使孩子能够集中注意力用餐。

小儿惊风

小儿惊风分为急惊风和慢惊风。急惊风俗称"抽风"，是以四肢抽搐、颈项强直、两目上视、牙关紧闭甚或神昏为主要表现。慢惊风是指小儿惊风以发病缓慢、无热、抽搐时发时止、缓而无力为其特点，其主要症状为面黄肌瘦、形神疲惫、四肢倦怠或厥冷、时有抽搐、呼吸微弱、昏睡露睛。临床上，中医根据不同的症状表现分为不同的证型，治疗方法也不同。

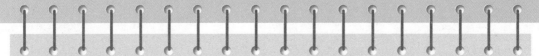

急惊风

风热惊风型

主要症状： 发热骤起，头痛身痛，咳嗽流涕，烦躁不宁，四肢拘急。舌红苔白，脉浮数或弦数。

治法： 疏风清热，息风止痉。

对症中成药： 小儿牛黄散、小儿回春丹、临江风药等。

气营两燔型

主要症状： 起病急骤，高热烦躁，口渴欲饮，神昏惊厥，舌深红或绛、舌苔黄糙，脉数有力。

治法： 清热凉营，息风开窍。

对症中成药： 安宫牛黄丸等。

慢惊风

脾虚肝亢型

主要症状： 形神疲惫，面黄不饮，粪稀青绿、时有腹鸣，四肢不温，神志不清、时或抽搐，舌淡苔白，脉沉弱。

治法： 温运脾阳。

对症中成药： 百效丸、小儿抗惊片等。

脾肾阳虚型

主要症状： 面色白或灰滞，精神极萎顿，沉睡昏迷，口鼻气凉，抚之不温，四肢厥冷，舌淡苔薄白，脉沉细无力。

治法： 温补脾肾，回阳救逆。

对症中成药： 苏合香丸、小儿琥珀丸等。

预防调养

1. 加强护理，提高孩子身体素质，多让孩子去室外活动。

2. 加强看护，防止小儿跌撞头部，引起脑外伤。